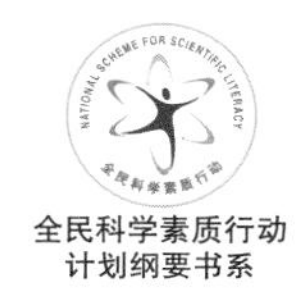

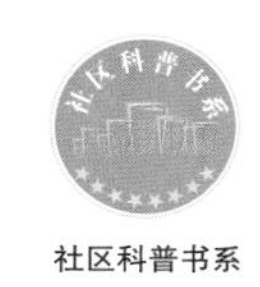

人生必须知道的健康知识

科普系列丛书

心理学基础与临床

揭开心理神秘的面纱

JIEKAI XINLI SHENMI DE MIANSHA

总 主 编　郑静晨
本册主编　许建阳　夏红杰

中国科学技术出版社
·北 京·

图书在版编目（CIP）数据

心理学基础与临床：揭开心理神秘的面纱/许建阳，夏红杰主编. —北京：中国科学技术出版社，2012.8
（人生必须知道的健康知识科普系列丛书/郑静晨总主编）
ISBN 978-7-5046-6160-9

I. ①心… II. ①许… ②夏… III. ①心理健康—基本知识②心理学—基本知识③心理疾病—诊疗—基本知识 IV. ①R395.6

中国版本图书馆CIP数据核字（2012）第170914号

策划编辑 徐扬科
责任编辑 徐扬科 林 然
责任校对 赵丽英
责任印制 李春利
封面设计 潘通印艺文化传媒
版式设计 周新河 程 涛 王 乐

出 版 中国科学技术出版社
发 行 科学普及出版社发行部
地 址 北京市海淀区中关村南大街16号
邮 编 100081
发行电话 010-62173865
传 真 010-62179148
投稿电话 010-62176522
网 址 http：//www.cspbooks.com.cn

开 本 720mm×1000mm 1/16
字 数 120千字
印 张 9
印 数 1—10000册
版 次 2012年8月第1版
印 次 2012年8月第1次印刷
印 刷 北京佳信达恒智彩色印刷有限公司

书 号 ISBN 978-7-5046-6160-9 / R·1608
定 价 22.5元

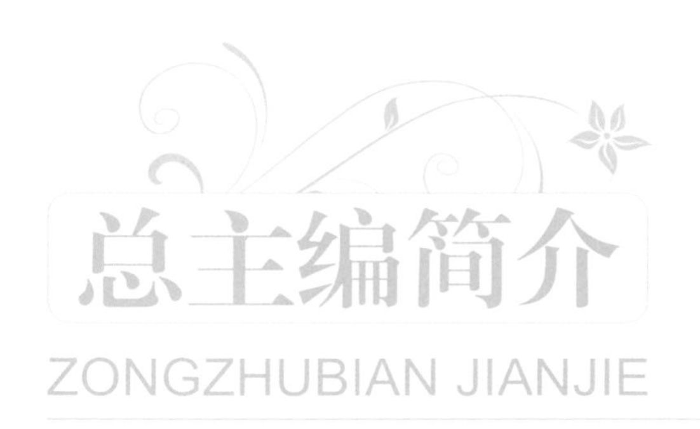

总主编简介

ZONGZHUBIAN JIANJIE

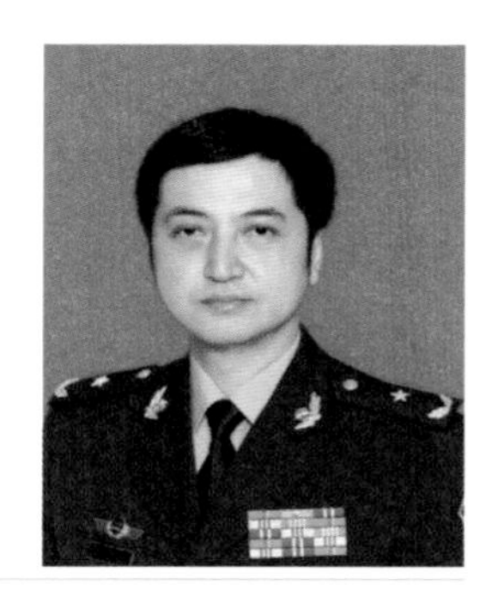

郑静晨，中国工程院院士、国务院应急管理专家组专家、中国国际救援队副总队长兼首席医疗官、中国武警总部后勤部副部长兼武警总医院院长，中国武警总医院现代化医院管理研究所所长。现兼任中国医学救援协会常务副会长、中国医院协会副会长、中国灾害防御协会救援医学会副会长、中华医学会科学普及分会主任委员、中国医院协会医院医疗保险专业委员会主任委员、中国急救复苏与灾害医学杂志常务副主编等，先后被授予“中国优秀医院院长”、“中国最具领导力院长”和“杰出救援医学专家”荣誉称号，2006年被国务院、中央军委授予一等功。

“谦谦为人，温润如玉；激情似火，和善如风”和敬业攀登、意志如钢是郑静晨院士的一贯品格。在他带领的团队中，秉承了“特别能吃苦、特别能学习、特别能合作、特别能战斗、特别能攻关、特别能奉献”的六种精神，瞄准新问题、开展新思维、形成新思路、实现新突破、攻克前进道路上的一个又一个堡垒，先后在现代化医院管理、灾害救援医学、军队卫勤保障、医学科学普及、社会公益救助等领域做出了可喜成就。

在现代化医院管理方面，凭借创新思维实施了“做大做强、以优带强”与“整体推进、重点突破”的学科发展战略，秉承“不图顶尖人才归己有，但揽一流专家为我用”的广义人才观，造就了武警总医院在较短时间内形成肝移植外科、眼眶肿瘤、神经外科、骨科等一批知名学科，推动医疗技术发展的局面。凭借更新理念，实施“感动服务”、“极致化服务”和“快捷服务补救”的新举措，通过开展“说好接诊一句话，温暖病人一颗心” 和“学习白求恩，争当合格医务人员”等培训，让职业化、标准化、礼仪化走进医院、走进病区，深化了卫生部提出的开展“三好一满意”活动的实践。凭借“他山之石可以攻玉”的思路，在全军医院较先推行了“标杆管理”、“精细化管理”、“落地绩效管理”、“质量内涵式管理”、“临床路径管理”和“研究型医院管理”等，有力地促进了医院的可持续发展。

在灾害救援医学领域，以重大灾害医学救援需求为牵引，主持建立了灾害救援医学这门新的学科，并引入系统优化理论，提出了“三位一体”救治体系及制定预案、人员配备、随行装备、技能培训等标准化方案，成为组建国家和省（市）救援体系的指导性文件。2001年参与组建了第一支中国国际救援队，并带领团队先后十余次参加国内外重大灾害医疗救援，圆满完成了任务，为祖国争得了荣誉，先后多次受到党和国家领导人的接见。

在推广医学科普上，着眼于让医学走进公众，提高公众的科学素养，帮助公众用科学的态度看待医学、理解医学、支持医学，有效贯通医患之间的隔阂。提出了作为一名专家、医生和医务工作者，要承担医学知识传播链中“第一发球员”的神圣职责，促使医、患“握手”，让医患关系走向和谐的明天。科普是一项重要的社会公益事业，受益者是全体公民和整个国家。面对科普队伍严重老龄化，科普创作观念陈旧，运行机制急功近利等现象，身为中华医学会科学普及分会主任委员，他首次提出了“公众健康学”、“公众疾病学”和“公众急救学”等概念，并吸纳新鲜血液，培养年轻科普专家，广泛开展学术活动，利用电视和报纸两大载体，加强对灾害救援、现场急救、科技推广、营养指导、健康咨询等进行科普宣传，极大地提高了我国公众的医学科学素养。

在社会公益救助方面，积极响应党中央、国务院、中央军委的号召，发扬人民军队的优良传统，为解决群众“看病难、看病贵”及构建和谐社会，自2005年武警总医院与中国红十字会在国内率先开展了“扶贫救心”活动，先后救助贫困家庭心脏病患儿两千余人。武警总医院由此获得了“中国十大公益之星”殊荣，郑静晨院士获得全国医学人文管理奖。2001年，武警总医院与中华慈善总会联手启动了“为了我们的孩子——救治千名少数民族贫困家庭先心病患儿”行动，先后赴新疆、西藏少数民族地区开展先心病儿童筛查，将有手术适应证的患儿转运北京治疗，以实际行动践行了党的惠民政策，密切了民族感情，受到中央多家主流媒体的跟踪报道。

“书山有路勤为径，学海无涯苦作舟。”郑静晨院士勤奋好学、刻苦钻研，不仅在事业上取得了辉煌成就，在理论研究、学术科研领域也成绩斐然。先后主编《灾害救援医学》《现代化医院管理》《内科循证诊治学》等大型专著5部，发表学术论文近百篇，先后以第一完成人获得国家和省部级科研成果二等奖以上奖7项，其中《重大自然灾害医疗救援体系的创建及关键技术、装备研发与应用》获得国家科技进步二等奖，《国际灾害医学救援系列研究》获得华夏高科技产业创新一等奖，《国内国外重大灾害事件中的卫勤保障研究》获得武警部队科技进步一等奖等。目前，还承担着多项国家、全军和武警科研课题，其中“各种自然灾害条件下医疗救援队的人员、装备标准化研究”为国务院指令性课题。

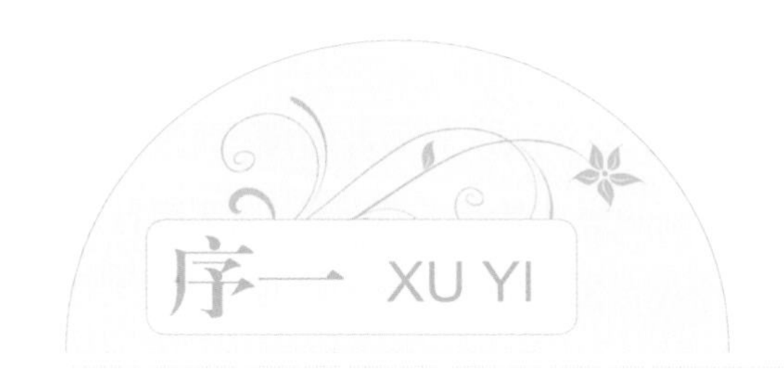

健康是人类的基本需要，人人都希望身心健康。世界卫生组织公布的数据表明，人的健康和寿命状况40%取决于客观环境因素，60%取决于人体自身因素。长期以来，人们把有无疾病作为健康的标准。这个单一的健康观念仅关注疾病的治疗，而忽视了疾病的预防，是一种片面的健康观。

在我国，人口老龄化及较低的健康素养教育水平，构成了居民疾病转型的内在因素，慢性非传染性疾病已经成为危害人民健康的主要公共卫生问题，其发病率一直呈现明显上升趋势。据统计，在我国每年约1000万例各种因素导致的死亡中，以心血管疾病、糖尿病、慢性阻塞性肺病和癌症为主的慢性病所占比例已超过80%，已成为中国民众健康的“头号杀手”。慢性病不仅严重影响社会劳动力的发展，而且已经成为导致“看病贵”、“看病难”的主要原因，由慢性病引起的经济负担对我国社会经济的和谐发展形成越来越沉重的压力，考验着我国的医疗卫生体制改革。

从某种层面理解，作为一门生命科学，医学是一门让人遗憾的学科，大多数疾病按现有的医学水平是无法治愈的。作为医生该如何减少这样的困境和尴尬？怎样才能让广大普通老百姓摆脱疾病、阻断或延缓亚健康而真正享受健康的生活？众所周知，国家的繁荣昌盛，离不开高素质的国民，离不开科学精神的浸染；同样，医学科学的进步和疾病预防意识的提升，需要从提高民众的医学科普素质入手。当前，我国民众疾病预防意识平均高度在世界同等国家范围内处于一个较低水平，据卫生部2010年调查结果显示，我国居民健康素养水平仅为6.48%，其中居民慢性病预防素养最低，在20个集团国中排名居后。因此，我们作为卫生管理者、医务工作者，应该努力提高广大民众的医学科学素养，让老百姓懂得疾病的规律，熟悉自我管理疾病的知识，掌握改变生活方式的技巧，促进和提高自我管理疾病的能力，逐步增强疾病预防的意识，这或许是解决我国医疗卫生体系现在所面临困境的一种很好的方式。中华医学会科学普及分会主任委员郑静晨院士领衔主编的《人生必须知道的健康知识科普系列丛书》，正是本着这样的原则，集诸多临床专家之经验，耗时数载，几易其稿，最终编写而成的。

这套医学科普图书具有可读性、趣味性和实用性，有其鲜明的特点：一是文字通俗易懂、言简意赅，采取图文并茂、有问有答的形式，避免了生涩的专业术语和难解的“医言医语”；二是科学分类、脉络清晰，归纳了专家经验集锦、锦囊妙计和肺腑之言，回答了医学“是什么？”“为什么？”“干什么？”等问题；三是采取便于读者查阅的方式，使其能够及时学习和了解有关医学基本知识，做到开卷有益。

我相信，在不远的将来，随着社会经济的进步，全国人民将逐步达到一个“人人掌握医学科普知识，人人享受健康生活”的幸福的新阶段！

中央保健委员会副主任
卫　生　部　副　部　长
中国医院协会会长

黄洁夫

二〇一二年七月十六日

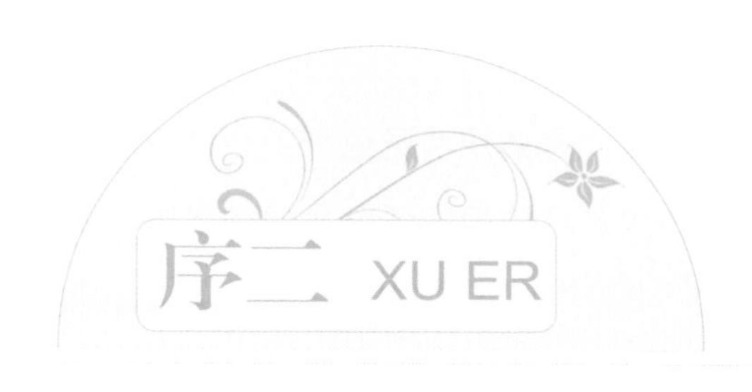

科普——点燃社会文明的火种

科学，是人类文明的助推器；科学家，是科学传播链中的“第一发球员”。在当今社会的各个领域内，有无数位卓越科学家和科普工作者，以他们的辛勤劳动和聪明智慧，点燃了社会文明的火种，有力地促进了社会的发展。在这里，就有一位奉献于医学科普事业的“第一发球员”——中华医学会科学普及分会主任委员郑静晨院士。

2002年6月29日，《中华人民共和国科学技术普及法》正式颁布，明确了科普立法的宗旨、内容、方针、原则和性质，这是我国科普工作的一个重要里程碑，标志着科普工作进入了一个新阶段。2006年2月6日，国务院印发了《全民科学素质行动计划纲要（2006—2010—2020年）》（以下简称《科学素质纲要》）。6年来，《科学素质纲要》领导小组各成员单位、各级政府始终坚持以科学发展观为统领，主动把科普工作纳入全民科学素质工作框架之内，大联合、大协作，认真谋划、积极推进，全民科学素质建设取得了扎扎实实的成效。尽管如此，我国公民科学素质总体水平仍然较低。2011年，中国科协公布的第八次中国公民科学素养调查结果显示，我国具备基本科学素养的公民比例为3.27%，相当于日本、加拿大和欧盟等主要发达国家和地区在20世纪80年代末、90年代初的水平。国家的繁荣昌盛，离不开高素质的国民，离不开科学精神的浸染。所以，科普从来不是纯粹的科学问题，而是事关社会发展的全局性问题。

英国一项研究称，世界都在进入“快生活”，全球城市人走路速度比10年前平均加快了10%，而其中位居前列的几个国家都是发展迅速的亚洲国家。半个多世纪以前，世界对中国人的定义还是“漠视时间的民族”。而如今，在外国媒体眼中，“中国人现在成了世界上最急躁、最没有耐性的地球人”。

人的生命只有一次，健康的生命离不开科学健康意识的支撑。在西方发达国家，每年做一次体检的人达到了80%，而在我国，即使是在大城市，这一比例也只有30%~50%。我国著名的心血管专家洪昭光教授曾指出：目前的医生可分为三种。一种是就病论病，见病开药，头痛医头，脚痛医脚，只治病，不治人。第二种医生不但治病，而且治人，在诊病时，能关注患者心理问题，分析病因，解释病情，同时控制有关危险因素，使病情全面好转，减少复发。第三种医生不但治病和治人，而且能通过健康教育使人群健康水平提高，使健康人不变成亚健康人，亚健康人不变成病人，早期病人不变成晚期病人，使整个人群发病率、死亡率下降。

由郑静晨院士担任总主编的《人生必须知道的健康知识科普系列丛书》的正式出版，必将为医学科普园里增添一朵灿然盛开的夏荷，用芬芳的笑靥化解人间的疾苦折磨，用亭亭的气质点缀人们美好生活。但愿你、我、他一道了解医学科普现状，走近科普人群，展望科普未来，共同锻造我们的医药卫生科技“软实力”。

是为序。

中国科协书记处书记
中国科技馆馆长

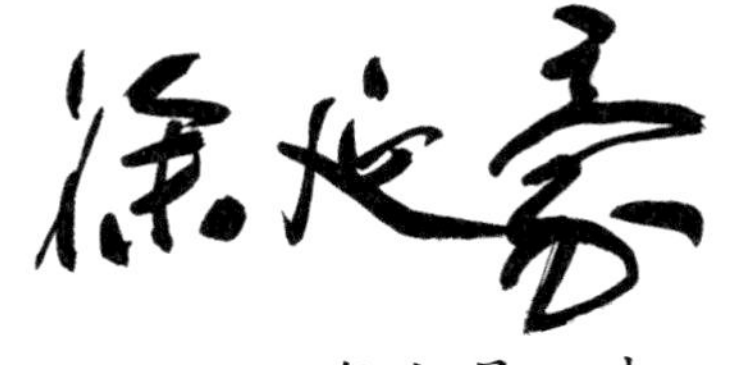

二〇一二年七月二十一日

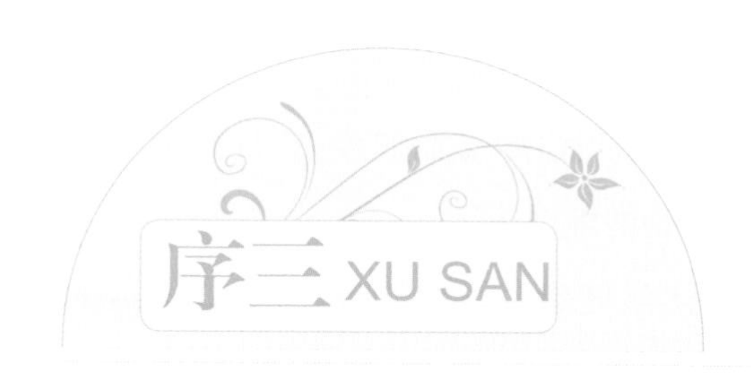

序三 XU SAN

"普及健康教育，实施国民健康行动计划"。这是国家"十二五规划纲要"中对加强公共卫生服务体系建设提出的具体要求，深刻揭示了开展健康教育，普及健康知识，提高全民健康水平的极端重要性，是建设有中国特色社会主义伟大事业的目标之一，是改善民生、全面构建和谐社会的重要条件和保障，也是广大医务工作者的职责所系、使命所在。

人生历程，生死轮回，在飞逝而过的时光岁月里，在玄妙繁杂的尘世中，面对七情六欲、功名利禄、得失祸福以及贫富贵贱，如何安度人生，怎样滋养健康并获得长寿？是人类一直都在苦苦追问和探寻的命题。为了解开这一旷世命题，千百年来，无数名医大师乃至奇人异士都对健康作了仁者见仁、智者见智的注解。

为此，我们有必要先弄明白什么是健康？其实，在《辞海》《简明大不列颠百科全书》以及《世界卫生组织宪章》等词典文献中，对"健康"一词都作过明确的解释和定义，在这里没有必要再赘述。而就中文语义而言，"健康"原本是一个合成的双音节词，这两个字有不同的起源，含义也有较大的差别。具体地讲，"健"主要指形体健硕、强壮，因此，有健身强体的日常用语。《易经》中"天行健，君子以自强不息"说的就是这个意思；而"康"主要指心态坦荡、宁静，像大地一样宽厚、安稳，因此，有康宁、康泰、安康的惯常说法。孔圣人所讲的"仁者寿、寿者康"阐述的就是这个道理。据此，我的理解是"健"与"康"体现了中国文化的二元共契与两极互动，活脱就像一幅阴阳互补、和谐自洽的太极图：健是张扬，是亢奋，是阳刚威猛，强调有为进取；康是温宁，是收敛，是从容绵柔，强调无为而治。正如《黄帝内经》的《灵枢·本神》篇里所讲的："智者之养生也，必顺四时而适寒暑，和喜怒而安居处，节阴阳而调刚柔，如是，则避邪不至，长生久视"那样，才能使自己始终处于一个刚柔相济、阴阳互补的平衡状态，从而达到养生、健康、长寿的目的。而至于那种认为"不得病就意味着健康"的认识，是很不全面的。因为事实上，人生在世，吃五谷杂粮，没有不得病的。即使没有明显的疾病，每个人对健康与否的感觉也具有很大的主观性和差异性。换句话说，觉得身体健康，不等于身体没病。《健康手册》的作者约翰·特拉维斯就曾经说过："健康的人并不必须是强壮的、勇敢的、成功的、年轻的，甚至也不是不得病的。"所以，我认为，健康是相对的、动态的，是身体、心灵与精神健全的完美嫁接和综合体现，是生命存在的最佳状态。

如果说长寿是人们对于明天的希冀，那么健康就是人们今天需要把握的精彩。从古到今，人们打破了时间和疆界的藩篱，前赴后继，孜孜以求，在奔向健康的路上，王侯将相与布衣白丁，医生、护士与患者无不如此。从"万寿无疆"到"永远健康"，这里除了承载着一般人最原始最质朴的祈求和祝愿外，也包含了广大民众对养生长寿之道的渴求。特别是随着社会的进步、经济的发展、人们生活水平和文明程度的提高，健康已成为当下大家最为关注的热点、难点和焦点问题，一场全民健康热、养生热迅速掀起。许多人想方设法寻访和学习养生之道，有的甚至道听途说，误入歧途。对此，我认为当务之急就是要帮助大家确立科学全面的养生观。其实，古代学者早就提出了"养生贵在养性，而养性贵在养德"的理论。孔子在《中庸》中提出“修生以道，修道以仁”，“大德必得其寿”，讲的就是有高尚道德修养的人，才能获得高寿。而唐代著名禅师石头希迁（又被称为“石头和尚”）无际大师，91岁时无疾而终。他曾为世人开列的“十味养生奇方”中的精要就在于养德。他称养德“不劳主顾，不费药金，不劳煎煮”，却可祛病健身，延年益寿。德高者对人、对事胸襟开阔，无私坦荡，光明磊落，故而无忧无愁，无患无求。身心处于淡泊宁静的良好状态之中，必然有利于健康长寿。而现代医学也认为，积德行善，乐于助人的人，有益于提高自身免疫力和心理调节力，有利于祛病健身。由此，一个人要想达到健康长寿的目的，必须进行科学全面的养生保健，并且要清醒地认识到：道德和涵养是养生保健的根本，良好的精神状态是养生保健的关键，思想观念对养生保健起主导作用，科学的饮食及节欲是养生保健的保证，正确的运动锻炼是养生保健的源泉。

“上工不治已病治未病”，意思是说最好的医生应该预防疾病的发生，做到防患于未然。这是《黄帝内经》中最先提出来的防病养生之说，是迄今为止我国医疗卫生界所遵守的“预防为主”战略的最早雏形。其中也包含了宣传推广医学科普知识，倡导科学养生这一中国传统健康文化的核心理念。然而，实事求是地讲，近些年来，在“全民养生”的大潮中，相对滞后的医学科普宣传，却没能很好地满足这一需求。以至于出现了一个世人见怪不怪的现象：内行不说，外行乱说；不学医的人写医，不懂医的人论医。一方面，老百姓十分渴望了解医学防病、养生保健知识；另一方面，擅长讲医学常识、愿意写科普文章的专家又太少。加之，中国传统医学又一直信奉“大医隐于民，良药藏于乡”的陈规，坚守“好酒不怕巷子深”的陋识，由此，就为那些所谓的“神医大师”们粉墨登场提供了舞台和机会。可以这么说，凡是“神医大师”蜂拥而起、兴风作浪的时候，一定是医疗资源分配不均、医学知识普及不够、医疗专家作为不多的时候。从2000年到2010年，尽管"邪门歪道"层出不穷，但他们骗人的手法却如出一辙：出书立传、上节目开讲坛、乃至卖假药卖伪劣保健品，并冠以"国家领导人保健医生"、"中医世家"、"中医教授"等虚构的身份、虚构的学历掩人耳目，自欺欺人。这些乱象的出现，我认为，既有医疗体制上的多种原因，也有传统文化上的深刻根源，既是国人健康素养缺失的表现，更是广大医务工作者没有主动作为的失职。因此，我愿与同行们在痛定思痛之后，勇敢地站出来，承担起维护医学健康的社会责任。

无论是治病还是养生，最怕的是走弯路、走错路，要知道，无知比疾病本身更可怕。世界卫生组织前总干事中岛宏博士就曾指出："许多人不是死于疾病，而是死于无知。"综观当今医学健康的图书市场，养生保健类书籍持续热销，甚至脱销。据统计，在2009年畅销书的排行榜上，前20名中一半以上与养生保健有关。到目前为止，全国已有400多家出版社出版了健康类图书达数千种之多。而这其中，良莠不齐，鱼目混珠。鉴于此，出于医务工作者的良知和责任，我们以寝食难安的心情、扬清激浊的勇气和正本清源的担当，审慎地邀请了既有丰富临床经验又热衷于科普写作的医疗专家和学者，共同编写了这套实用科普书籍，跳出许多同类书籍中重知识宣导、轻智慧启迪，重学术堆砌、轻常识普及，重谈医论病、轻思想烛照的束缚，从有助于人们建立健康、疾病、医学、生命认识的大视野、大关怀、大彻悟的目的出发，以常见病、多发病、意外伤害、诊疗手段、医学趣谈等角度入手，系统地介绍了一系列丰富而权威的知病治病、自救互救、保健养生、康复理疗的知识和方法，力求使广大读者一看就懂、一学就会，从而相信医学，共享健康。

最后，我想坦诚地说，单有健康的知识，并不能确保你一生的健康。你的健康说到底，还是应该由自己负责，没有任何人能替代。你获得的知识、学到的技巧、养成的习惯、作出的选择以及日复一日习以为常的生活方式，都会影响并塑造你的健康和未来。因此，我们必须从现在开始，并持之以恒地付诸实践、付诸行动。

以上就是我们编写此书的初衷和目的。但愿能帮助大家过上一种健康、幸福、和谐、美满的生活，使我们的生命更长久！

中国工程院院士

中华医学会科普分会主任委员

中国武警总部后勤部副部长

武警总医院院长

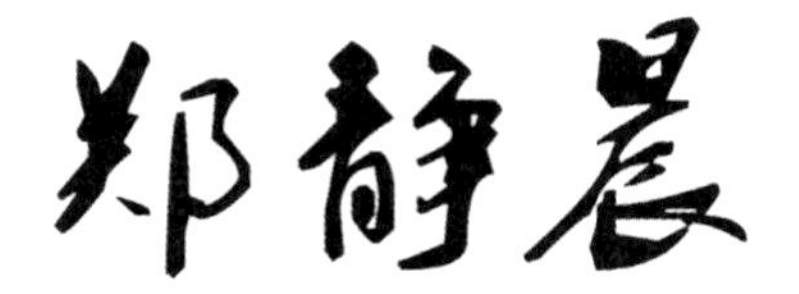

二〇一二年七月于北京

前言 QIANYAN

心理——感觉、知觉、记忆、思维、情感、性格、能力等的总称，是客观事物在脑中的反映。脑是反映客观事物的器官，心理是脑的机能。然而，千百年来，心理就像一个神秘莫测的幽灵一般困扰着人们。人们对它既敬仰，又害怕。哲学家用智慧的语言去解答它，神学家用宗教的面纱去神化它，我们用崇拜的眼光去审视它……对它的探索从古到今，从未停止，今朝更胜往昔……

随着社会的进步，物质生活的丰富，人们不但越来越多地重视物质生活，而且更多的开始关注精神生活。虽然一百多年前，心理学已经宣告脱离哲学的母体，成为一门独立的学科，但它依旧没有脱下神秘的外衣。柏拉图说“大脑的灵魂是不朽的，不会随躯体的死亡而消逝”。亚里士多德说：“灵魂是人类的本质”；人类由其灵魂来规定，一个人之所以为人，是由于他具有一个“人”的灵魂，而且其行为像人，这种灵魂被称作“自我”。人要发展自我，超越自我。灵魂分为两种，营养的灵魂，为植物所拥有；理性的灵魂，为人类所拥有。

这门关于灵魂的科学，游荡在哲学、自然科学和社会科学的汇合口上，形成了今天的心理学。

人类的潜能无限之大，不仅仅通过感官来感知世界，还通过心灵来感悟世界。动物仅仅受“食欲”的支配，觅求眼前的快乐；而人类却能被“愿望”所驱使，寻求更深层次的幸福。人们渴望了解心理学，运用它来解答心里的疑惑，探索生命的本质。现在心理学研究，不仅研究人的行为，还探求动物的行为；不仅研究人的外在行为，也深入研究人的内部神经机制；不仅注重研究个体行为，还拓展到研究社会生活的方方面面……

心理学究竟是什么呢？希望你能从这本书中找到答案。

C 目录
CONTENTS

心理学基础篇

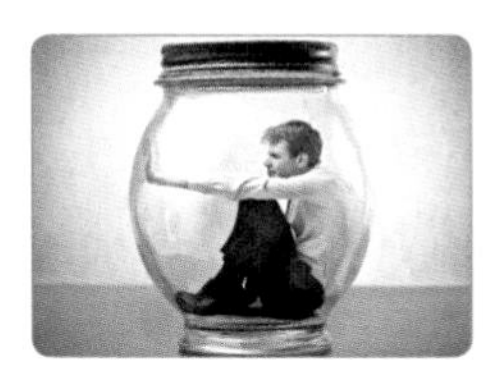
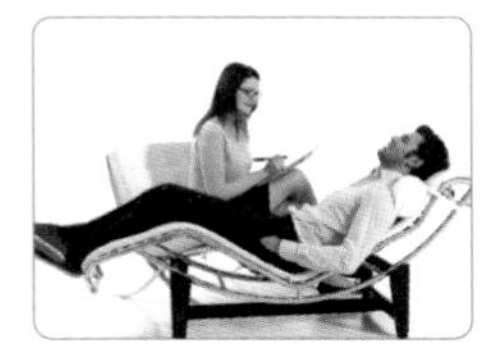

心理疾病篇

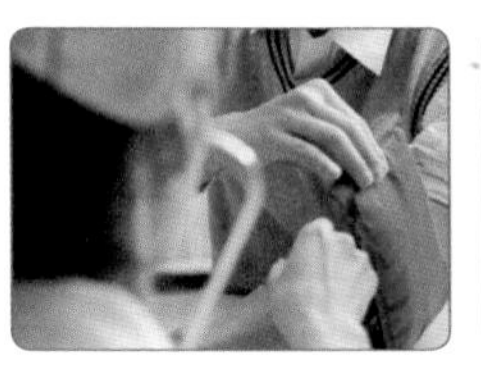
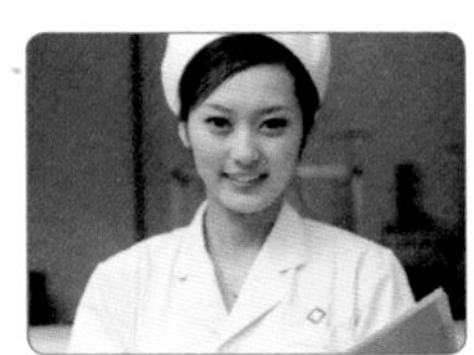

临床疾病心理篇

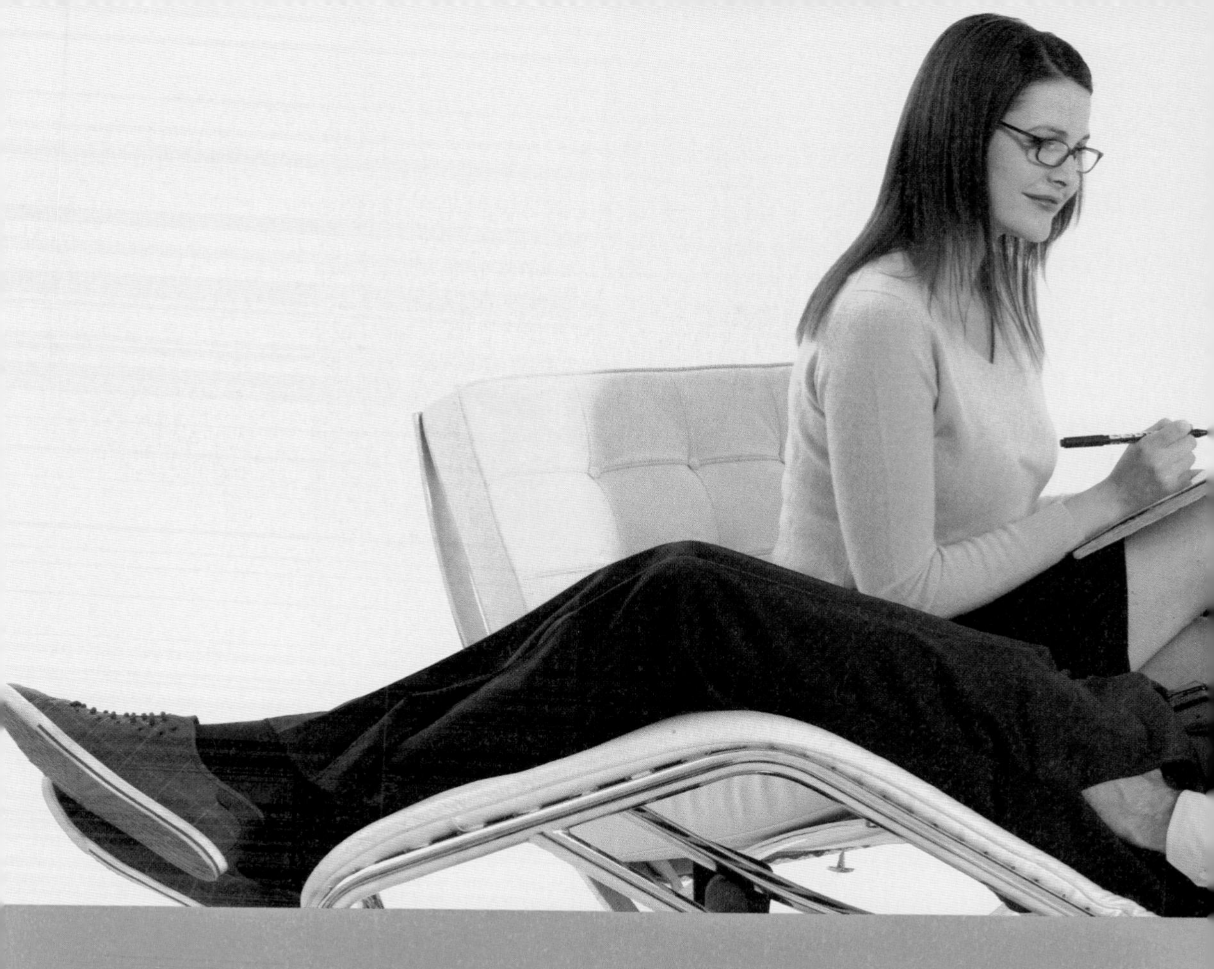

XINLIXUE JICHU PIAN

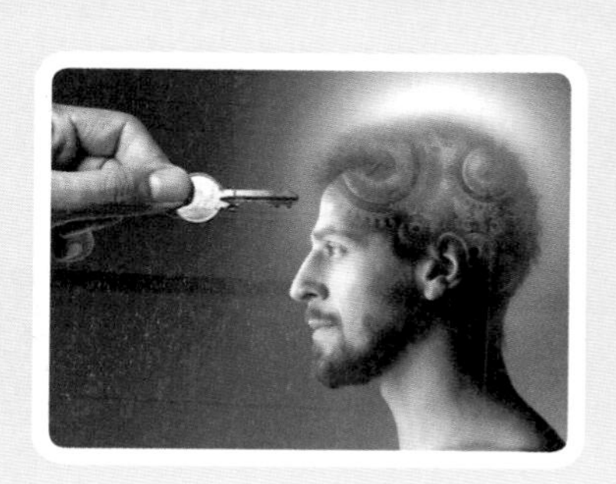

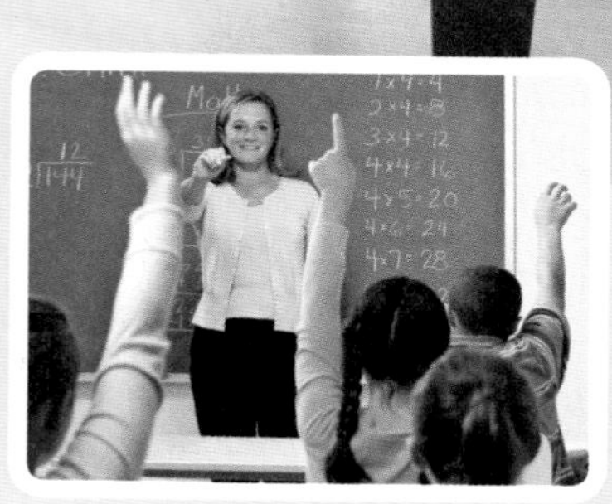

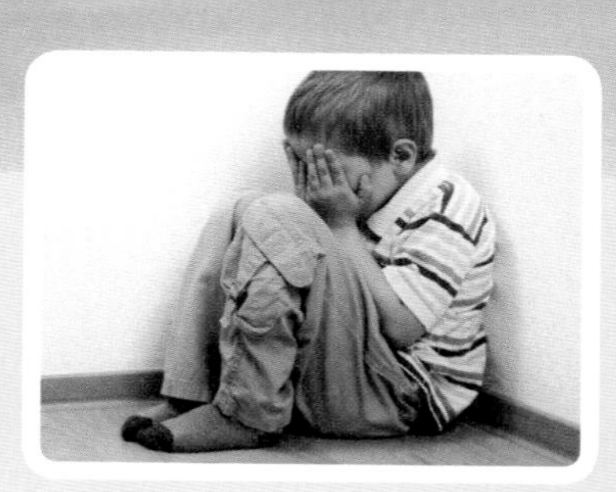

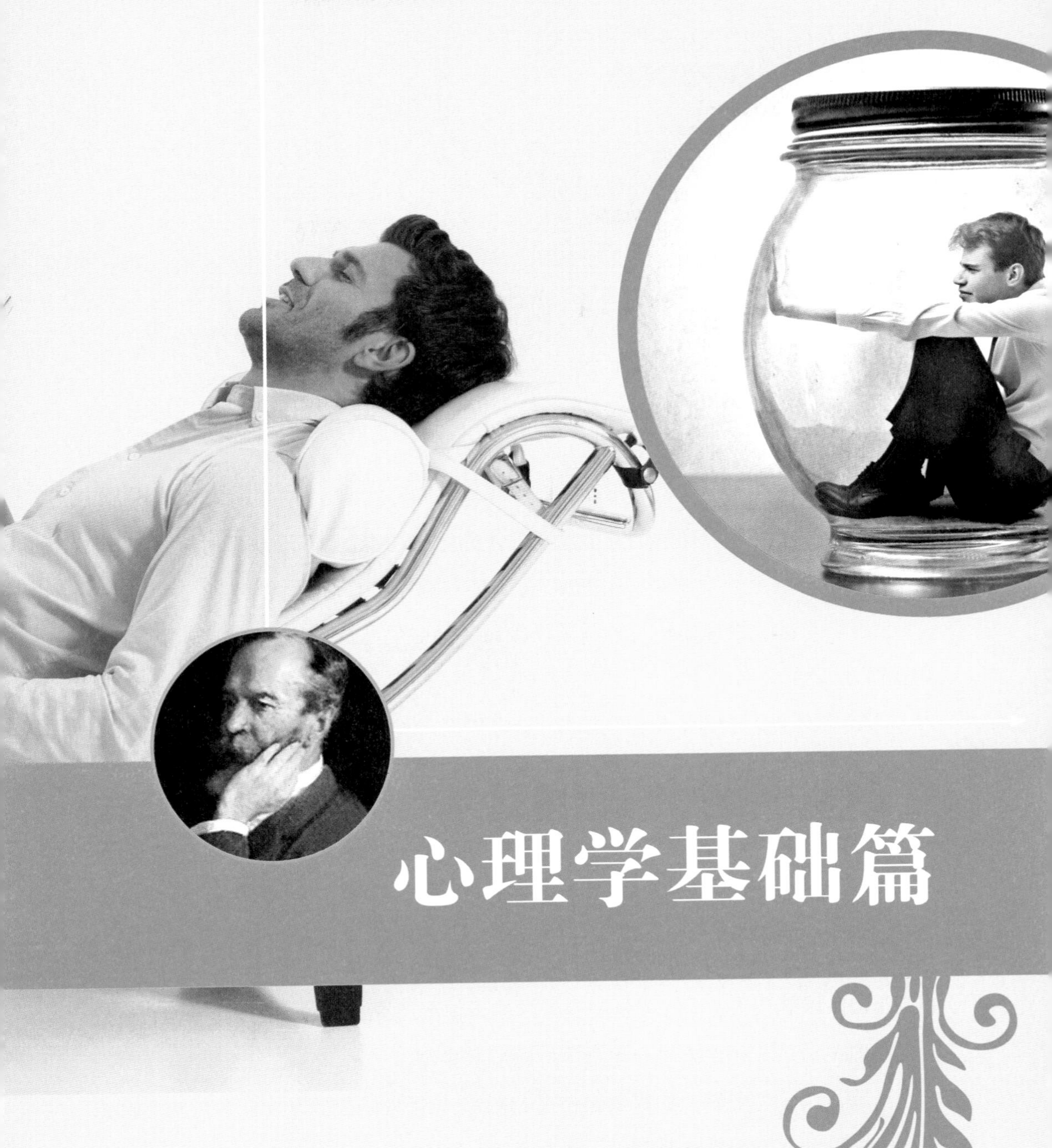

心理学基础篇

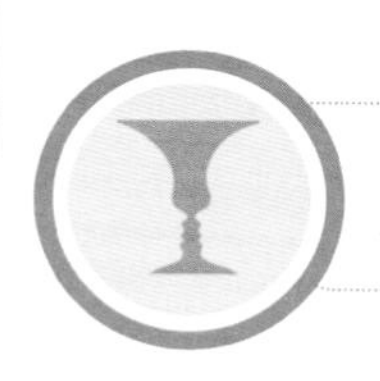

心理学的渊源

心理学之母——哲学的思考

19世纪中后期，心理学抽离了哲学母体成为一门独立学科。从那时起，心理学就下定决心和哲学彻底决裂，而去热烈地追随和拥抱自然科学。然而，100多年过去了，心理学与哲学始终处于一种微妙而复杂的关联中：二者藕断丝连，有着割不断的情缘。

心理学之所以成为一门独立学科，就实质而言，是源于辩证唯物主义与心理学研究的融合。心理学研究的成果之所以是科学的，具有真理性，乃是因为它在客观上符合辩证唯物主义和历史唯物主义，经得起实践的检验。

人的心理、意识与其世界观、人生观、价值观等具有不可分割的联系；心理学家从事研究必然自觉或不自觉地受到哲学的影响。千百年来，心理学一直包含在哲学的母体之中，心理学思想和哲学思想混杂在一起，相互交织，并受到宗教的渗透。虽然100多年前心理学已经宣告脱离哲学的母体而成为一门独立的学科，但它还是受着各种形式的二元论或唯心论哲学的缠绕和束缚。

心理学由于它所研究的对象即心理、意识，与哲学研究的基本问题即物质和意识、存在和思维的关系有着不可分割的联系，因而与哲学的关系十分密切。心理学从哲学母体中分化出来而成为一门独立学科，并不意味着心理学与哲学相互割裂、彼此对立。

理想主义——柏拉图阐释的心理学

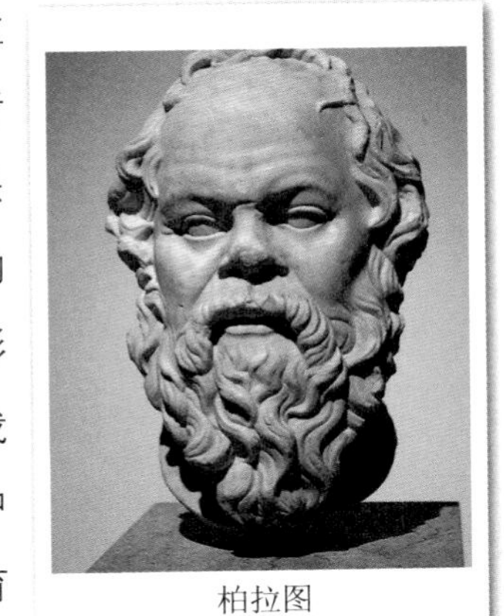
柏拉图

柏拉图说：人有三种灵魂，即位于头部的理性灵魂、位于胸腔的无畏灵魂和位于腹部的情绪灵魂。前者不朽，后两者随躯体的死亡而消亡。人类的基本动机是觅求快乐和回避痛苦。知觉是与生俱来的，学习就是对这些知识的论证和沉思，以便使其复苏。感觉到的对象使我们想起形式，因为它们与形式相似，或者因为两个对象或观念在我们的经验中频繁地联系。这就是后来在许多心理学体系中成为中心论题的两条基本联想律：相似律和接近律。教育的目的是帮助理性灵魂对无畏灵魂和情绪灵魂的控制。

现实主义——亚里士多德

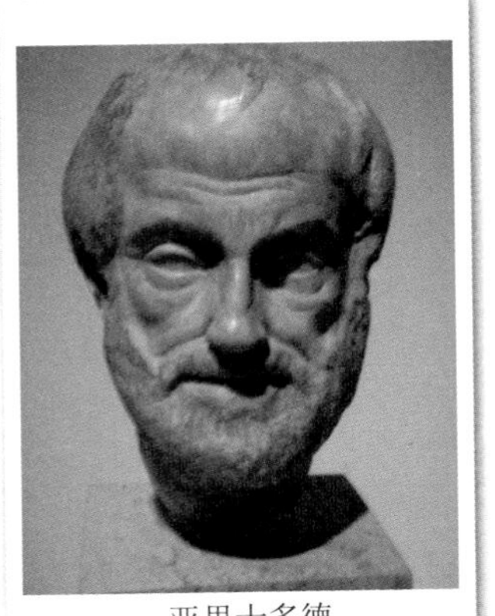
亚里士多德

在亚里士多德看来，最初存在的东西是可以感觉到的物质的世界。根据对事物的经验，我们抽象出事物或种类的等级之本质。科学的目的是去理解永久种类的本质。我们从特殊的、会消亡的事物的感觉入手，并由心灵的过程上升至不变种类的知识。亚里士多德还认为，一般概念不是心灵的产物。我们通过心灵认识一般概念，但我们并不能创造它们。一般概念存在于自然界，由我们去发现它们。一般概念不是独立的形式，也不是有用的标签，因为它们是作为具体事物的真实种类的本质而存在着的。

对亚里士多德来说，心理学是一门经验的科学，更确切地说是生物学的一部分。他关心质变，自然不做没有目的的事情，科学家通过发现并求助于这些目的来解释变化。他否认进化，相信物种不变，但认为一切事物中间会产生层次，称作“层级化自然”。认为灵魂是人类的本质，人类由其灵魂来规定：一个人之所以为人，是由于他具有一个人的灵魂，而且其行为像人，这种个体灵魂称作“自我”。灵魂与躯体不可分，躯体是物质的现实，它具有两个方面，那就是生理和精神。灵魂按“层级化自然”可以分为两种：营养的灵魂，为植物所拥有；理性的灵魂，为人类所拥有。

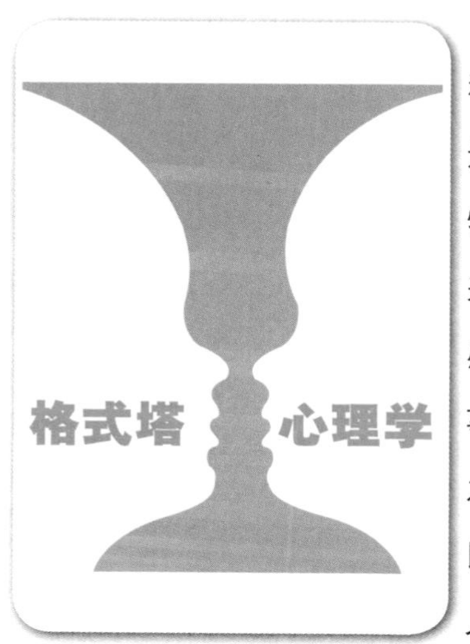

每一种特殊的感官对应于只有它才能知觉的某种特性，只有通过视觉我们才能感觉到颜色，只有通过味觉我们才能感受到味道。存在共同感官把来自特殊感官的材料统一为有条理的意识经验；这对后来格式塔心理学家反对冯特把经验还原为一连串感觉元素的做法具有一定的影响。表象是知觉的事物离去后存留的知觉，它的重要之处体现在记忆之中；记忆材料的组织受制于相似律、接近律和对比律。动物受“食欲”支配，只觅求眼前的快乐；人类被“愿望”所牵动，能被长远利益所激发。

超心理学——心灵学

心灵学即心灵研究。它作为一个术语和范畴，曾于19世纪流行一时。近几十年来，它逐渐被“超心理学”一词所取代。心灵学是一门研究所有超常现象即现代科学知识所无法圆满解释的生物体现象的学科。

在我国，这类超常现象，通常被称为“特异功能”。心灵学的主要观点认为：人类具有一种潜在的能力，它可以不通过正常的感官渠道而感知世界。它将自己的研究对象大体上分为两类：一类是有关生物体在认识上的超常现象，即“超感官知觉”；另一类是生物体不经物理媒介而作用于物质的现象，即“心灵施动”。

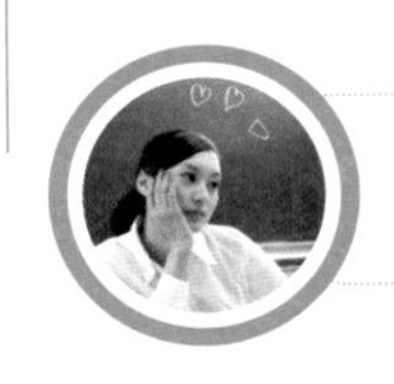

人的心理的本质

什么是心理学——灵魂之门

心理学（Psychology）是研究人和动物心理活动和行为表现的一门科学。心理学一词来源于希腊文，意思是关于灵魂的科学。心理学是在哲学、自然科学、社会科学交合点上形成的一门具有综合性的边缘学科。心理现象，也叫作心理活动。人的心理现象对我们来说并不陌生，因为在日常生活中，除了熟睡以外的一切活动，无论是专心的学习、剧烈的运动、安静的休息，还是友好的交谈，都在产生着各种各样的心理活动。

人的心理现象包括心理过程和个性心理两个方面，前者包括认知过程（知）、情感过程（情）和意志过程（意），后者包括个性倾向和个性心理特征。

心理学研究的主要客体是人。人是认识和改造世界的主体。心理学是研究人在社会实践活动中认识、感情、意志和个性特征形成和发展的规律性的科学。人的本质规定着其心理、意识的本质。人的心理、意识就其生理基础来讲，是人脑的产物；人的心理、意识是人脑对客观世界（自然界、社会、人）的反映。

有学者认为，心理学研究的哲学方法就是用哲学的思想和观点指导心理学研究。采用何种哲学思想来指导心理学研究，关系到心理学研究的理论基础和理论构思，决定着研究的思路和途径。心理学研究的哲学方法可以概括为强调心理现象的过程性，整体地或者系统地探究心理活动的内在机制，影响心理活动的多种矛盾运动中发现推动心理变化和发展的内在力量。

个体心理是指个体在特定的社会组织中所表现的心理现象和行为规律。个体心理主要包括个性心理发展的过程及个性特征的表现形式，社会认知的调整、需要和动机以及动机的激发，态度的形成与改变，行为挫折与克服等内容。

人的心理过程和个性是相互密切联系的。一方面，个性是通过心理过程形成的，如果没有对客观事物的认识，没有对客观事物产生的情绪和情感，没有对客观事物采取行动的意志过程，个性是无法形成的。同时，已形成的个性心理又制约着心理过程，并在心理过程中表现出来。例如，能力不同的人，对事物认识的深度可能不同；性格不同的人，情感表现可能不一样：具有勇敢性格的人，常会表现出坚强的意志行为；属于怯懦性格的人，多表现为畏首畏尾而退缩不前等。

心理现象——打开心理学之门的钥匙

人的心理现象是自然界最复杂、最奇妙的一种现象。人眼可以看到五彩缤纷的世界，人耳可以聆听旋律优美的钢琴协奏曲，人脑可以存储异常丰富的知识。这些心理现象是心理活动的表现形式。心理现象分为两类，即心理过程与个性。心理过程是指人的心理活动过程，包括人的认识过程、情绪和情感过程、意志过程，是人人共有的。但是，每个人的心理活动又各有自己的特点。

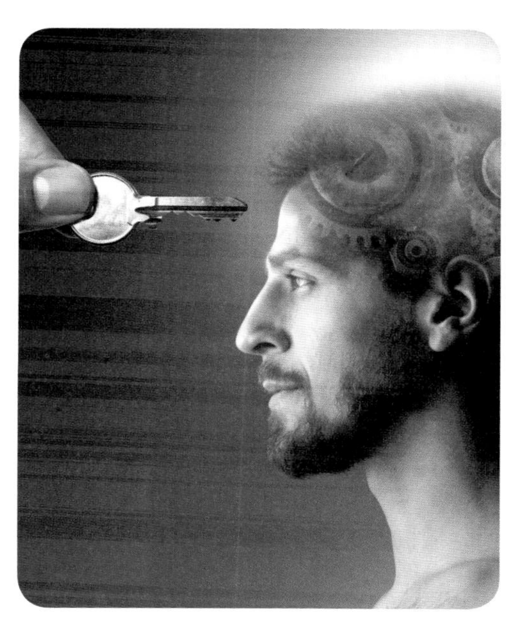

认识过程包括感觉、知觉、记忆、想象和思维过程，反映的是一个人在认识、反映客观事物时的心理活动过程。情绪和

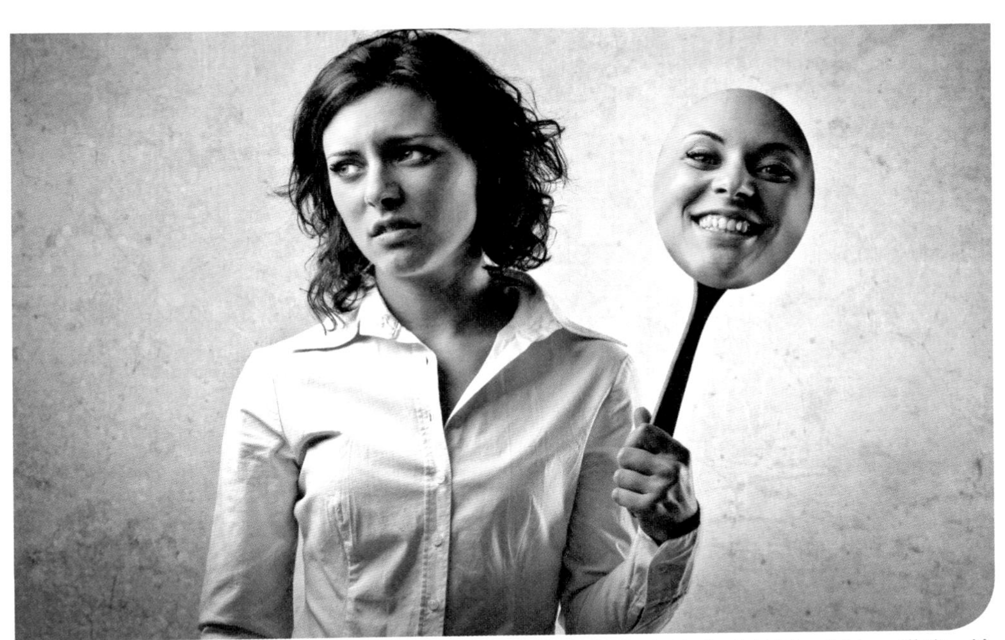

情感过程是一个人在对客观事物的认识过程中表现出来的态度体验。例如，满意、愉快、气愤、悲伤等，它总是和一定的行为表现联系着。为了改造客观事物，一个人有意识地提出目标、制订计划、选择方式方法、克服困难，以达到预期目的的内在心理活动过程即为意志过程。它们是既有区别又有联系的心理活动过程的三个组成部分。人的认识过程和意志过程往往伴随着一定的情绪、情感活动；意志过程又总是以一定的认识活动为前提；而人的情绪、情感和意志活动又促进了人的认识的发展。

认识、情感、意志三种心理过程各有区别，又紧密联系。一方面，情感、意志在认识活动的基础上产生和发展，正所谓“知之深，则爱之切”。另一方面，情感又推动了认识活动的开展和深入。意志则是自觉地确定目的、调节行为、克服困难以实现目标的心理过程，意志一旦产生，必然表现为一定的社会行为。

在日常生活中便可以看到每个人的个性的不同表现，如有的比较热情，有的比较冷静；有的比较机智，有的比较迟钝；有的爱好文学艺术，有的爱好科学理论；有的关心集体事业，致力于高尚理想的追求；有的注意个人实惠，热衷于物质生活的享受等。人的个性正如各自的面貌，各有特点，反映出每个人在心理活动上的差异性。

人的个性心理的差异，既表现在气质、性格和能力等个性心理特征方面，也表现在需要、动机、兴趣、理想、信念和世界观等个性倾向方面。所以在心理学上，常将人的个性倾向性和个性的心理特征统称为个性心理。个性心理倾向制约着人的全部心理活动方向和行为的社会意义。个性心理特征是心理活动的效率特征和风格特征，它们一经形成，总是相对稳定、相对持久的。因此，人们可以据此来区分和刻画不同的个体。

个性心理特征是一个人身上经常表现出来的本质的、稳定的心理特点。例如，有的人有数学才能，有的人有写作才能，有的人有音乐才能，因此，在各科成绩上就有高低之分，这是能力方面的差异。在行为表现方面，有的人活泼好动，有的人沉默寡言，有的人热情友善，有的人冷漠无情，这些都是气质和性格方面的差异。能力、气质和性格统称为个性心理特征。

异常心理现象有哪些——莫名其妙难自控

精神正常并不意味着没有一点问题，关键是这些异常心理现象的产生背景、持续时间、严重程度以及对个体和环境的不良影响如何。正常人也可能出现短暂的异常现象，如时间短、程度轻，则不能贴上精神病的标签。

（1）疲劳感 通常有相应的原因，持续时间较短，不伴有明显的睡眠和情绪改变，经过良好的休息和适当的娱乐即可消除。

（2）焦虑反应 焦虑反应是人们适应某种特定环境的一种反应方式。但正常的焦虑反应常有其现实原因（现实性焦虑）如面临高考，并随着事过境迁而很快缓解。

（3）类似歇斯底里现象 多见于妇女和儿童。有些女性和丈夫吵架尽情发泄、大喊大叫、撕衣毁物、痛打小孩，甚至威胁他人等。儿童可有白日梦、幻想性谎言表现，把自己幻想的内容当成现实。这与中枢神经系统发育不充分、不成熟有关。

(4)强迫现象 有些脑力劳动者，特别是办事认真的人反复思考一些自己都意识到没有必要的事，如是不是得罪了某个人，反复检查门是否锁好了等。但持续时间不长，不影响工作和生活。

(5)恐怖和对立 我们站在很高但很安全的地方时仍会出现恐怖感，有时也想到会不会往下跳，甚至于想到跳下去是什么情景。这种想法如果很快得到纠正不再继续思考，属正常现象。

(6)疑病现象 很多人都将轻微的不适看成严重疾病，特别是当亲友、邻居、同事因某病英年早逝或意外死亡后容易出现这种情况。但经反复多次检查并排除相关疾病后能接受医生的劝告，属正常现象。

(7)偏执和自我牵挂 任何人都有自我牵连倾向，即假设外界事物对自己影射着某种意义，特别是对自己有不利影响，如走进办公室时人们停止谈话，这时往往会怀疑人们在议论自己。这种现象通常是一过性的，而且经过片刻的疑虑之后就会省悟过来，其性质和内容与当时的处境联系紧密。

(8)错觉 正常人在光线暗淡、恐惧紧张及期待等心理状态下可出现错觉，但经重复验证后可迅速纠正。成语“草木皆兵”、“杯弓蛇影”等均是典型的例子。

(9)幻觉 正常人在迫切期待的情况下，可听到“叩门声”、“呼唤声”。经过确认后，自己意识到是幻觉，医学上称之为心因性幻觉。正常人在睡前和醒前偶有幻觉体验，不能视为病态。

(10)自笑与自言自语 有些人在独处时自言自语甚至边说边笑，但有客观原因，能选择场合，能自我控制，属正常现象。

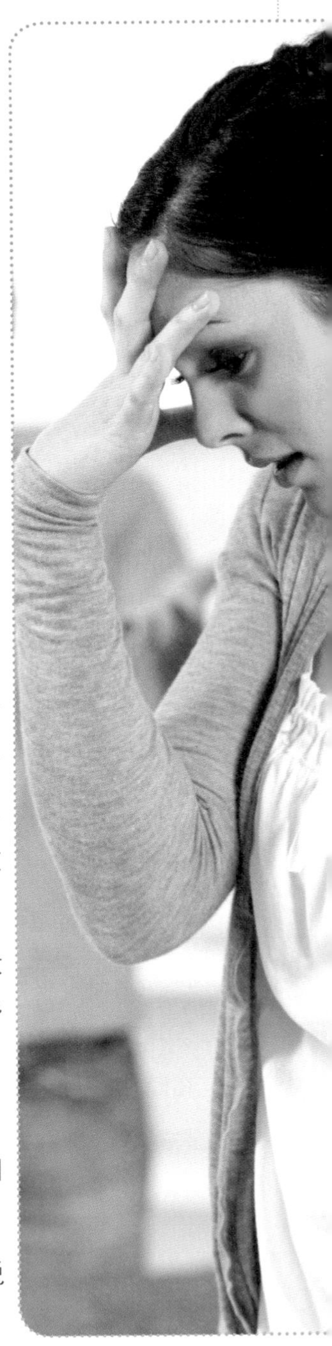

心理认识的过程和阶段——探索心理奥妙

关于心理的来源，古今有着不同的认识。在我国古代，人们认为心理现象来源于心，是心脏活动的产物。这从“心理学”的构词上可以看出该观点的影响。我国的许多成语和汉字反映了这种认识，如成语中有“心胸狭窄”、“丧心病狂”、“计上心来”等；汉字中凡是与心理活动有关的字往往带有“心”字偏旁，如怒、悲、恐、意志、思虑等。后来人们渐渐认识到心理来源于脑，如我国明代著名医学家李时珍就提出“脑为元神之府”的论断，认为脑是人的精神、意识、思维活动的中枢。清代名医王清任也根据自己的尸体解剖成就和医疗实践经验，得出了“灵机记忆不在心在脑”的著名结论。

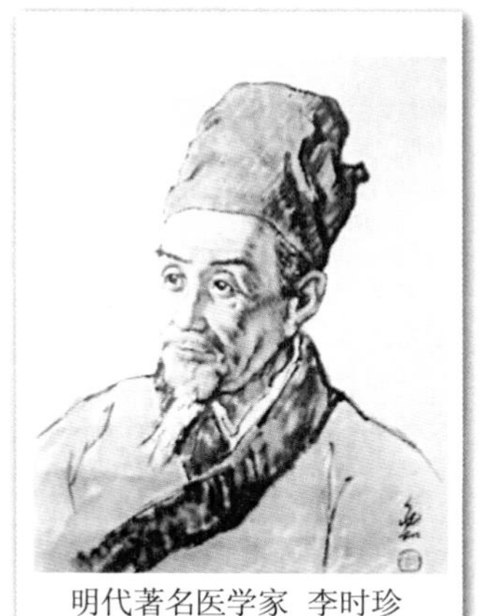
明代著名医学家 李时珍

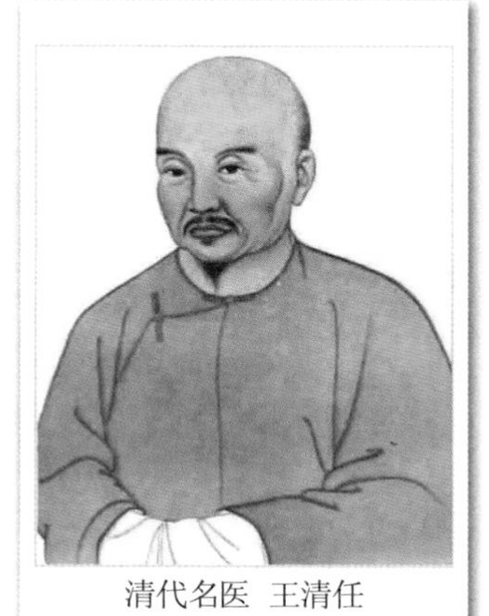
清代名医 王清任

现代心理学认为，心理是在动物进化到一定阶段，对周围环境的长期适应而产生的。客观事物作用于感觉器官，引起脑的活动，在无条件反射联系基础上，形成种种条件反射联系，成为心理的物质基础。最初出现的心理现象是简单的感觉。在外界环境的影响下，随着动物神经系统的发展，感觉逐渐分化和复杂化，并由此出现了知觉、记忆、思维的萌芽。人的心理是心理发展的最高阶段，是在劳动和语言的影响下产生和发展起来的。它是人类社会实践的产物，与动物心理有本质的区别，具有自觉的能动性。

人类心理活动的三种基本形式是知（即认知）、情（即情感）、意（即意志）。人们认识世界的主观意识过程，通常可以分为三个阶段：

（1）认知阶段 目的在于解决“是什么”或“什么事实”的问题。人只有首先了解事物的外在特性（或外部联系）和内在规律（或内在本质），即首先了解事物“是什么东西”，才能对它进行其他方面的深入了解。

（2）评价阶段 目的在于解决“有何用” 或“有什么价值”的问题。人只有在了解事物“是什么东西”以及“对我有何价值”之后，才能知道如何对它采取正确的处理措施。

（3）意志（或决策）阶段 目的在于解决“怎么办” 或“实施什么行为”的问题。就是针对事物的品质特性以及每一品质特性对于人的价值。这时候，人将选择一个最合适的行为，以便能够充分有效地利用事物的价值特性。

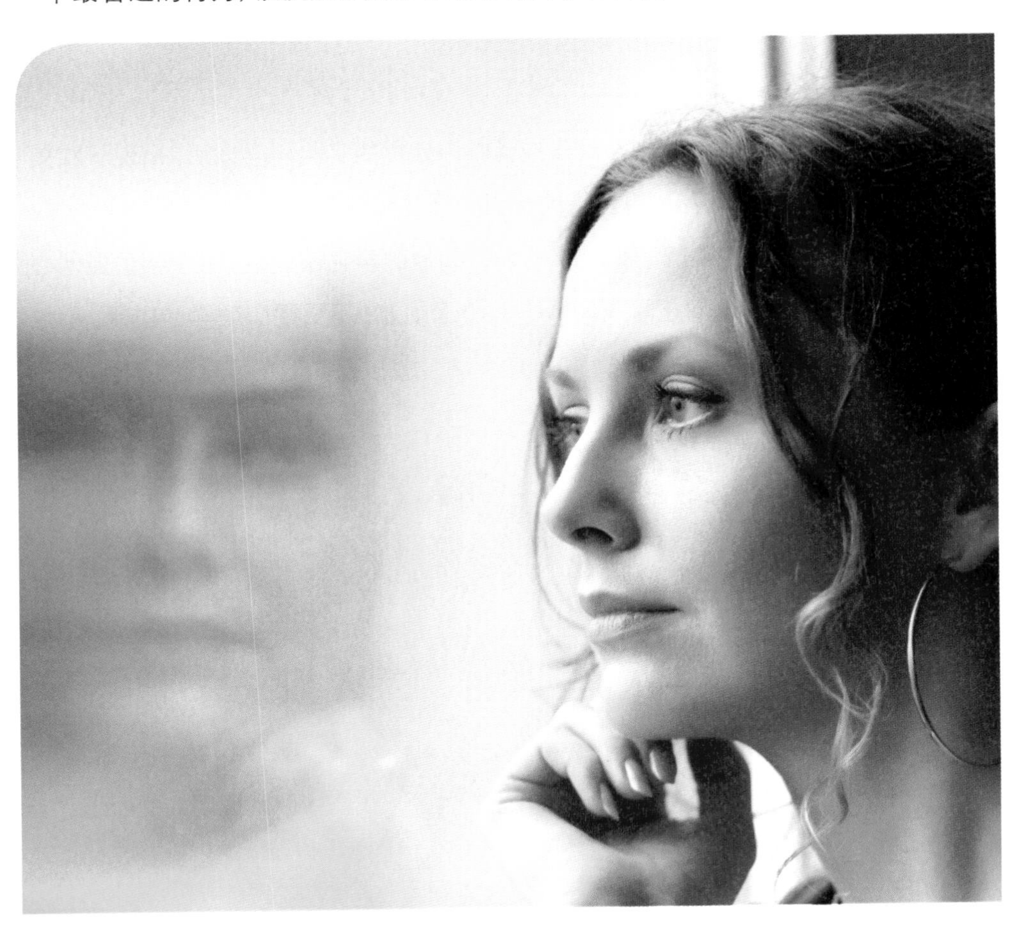

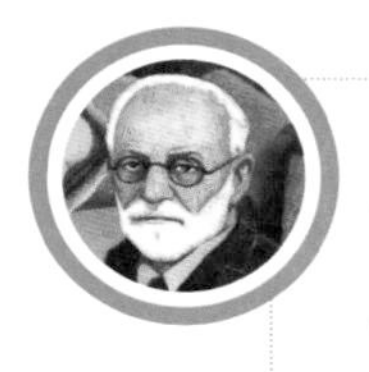

心理学理论学派介绍

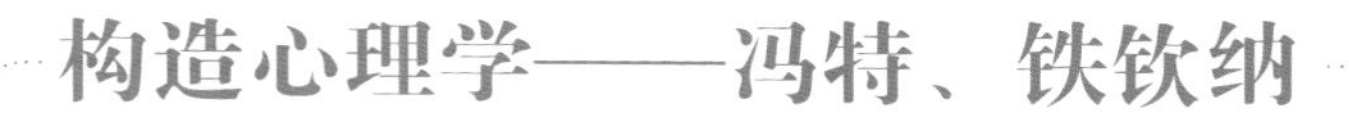

构造心理学——冯特、铁钦纳

构造心理学是19世纪末心理学成为一门独立的实验科学以后，出现于欧美的第一个心理学派。它与相继出现的机能心理学相对立。

构造心理学的主要代表是德国的冯特和他的学生铁钦纳。这个学派强调心理学的基本任务是理解正常成人的一般心理规律，不重视心理学的应用，不关心个别差异、教育心理、儿童心理等心理学领域，以及其他不可能通过内省法研究的行为问题。这个学派的主要代表把一切科学的研究对象都归结为经验。他们实质上不承认意识是人脑对客观现实的反映，企图从意识经验的构造方面来说明人的心理。

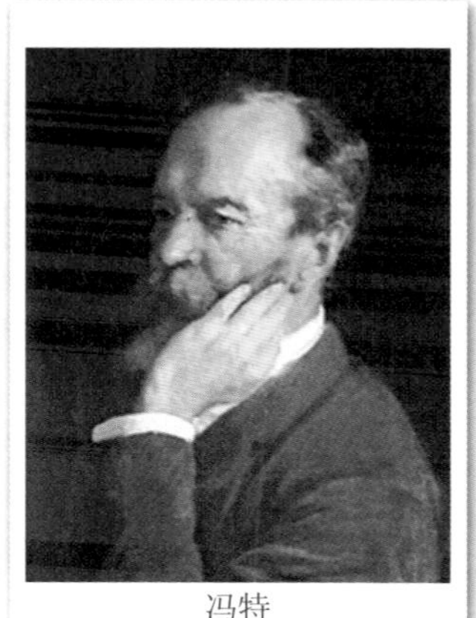

冯特

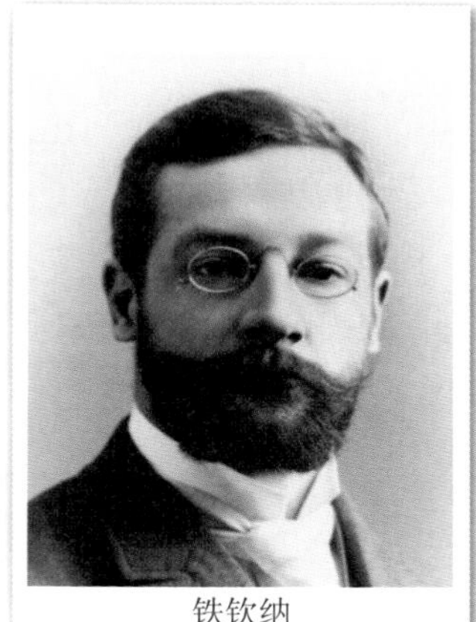

铁钦纳

行为主义心理学——华生、斯金纳、班杜拉

行为主义是美国现代心理学的主要流派之一，也是对西方心理学影响很大的流派之一。行为主义的主要观点是认为心理学不应该研究意识，只应该研究行为，把行为与意识完全对立起来。这个学派还认为，心理学是一门自然科学，是研究人的活动和行为的一门学科，要求心理学必须放弃与意识的一切关系。所谓行为就是有机体用以适应环境变化的各种身体反应的组合。

华生认为，心理学研究行为的任务就在于查明刺激与反应之间的规律性关系。这样就能根据刺激推知反应，根据反应推知刺激，达到预测和控制行为的目的。但华生过分简化的刺激—反应公式不能解释行为的最显著特点，即选择性和适应性。20世纪30年代以后，他的一些后继人在操作主义的指引下试图克服这一致命缺点，从而形成了多种形式的新行为主义。

新行为主义者修正了华生的极端观点。他们指出，在个体所受刺激与行为反应之间存在着中间变量。这个中间变量是指个体当时的生理和心理状态，是行为的实际决定因子，包括需求变量和认知变量。需求变量本质上就是动机，包括：性、饥饿

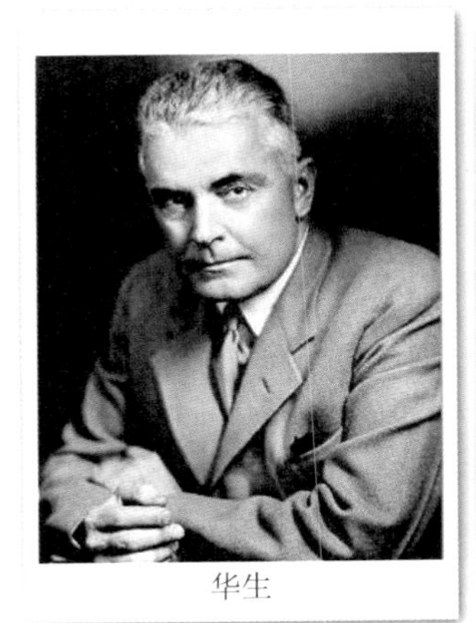
华生

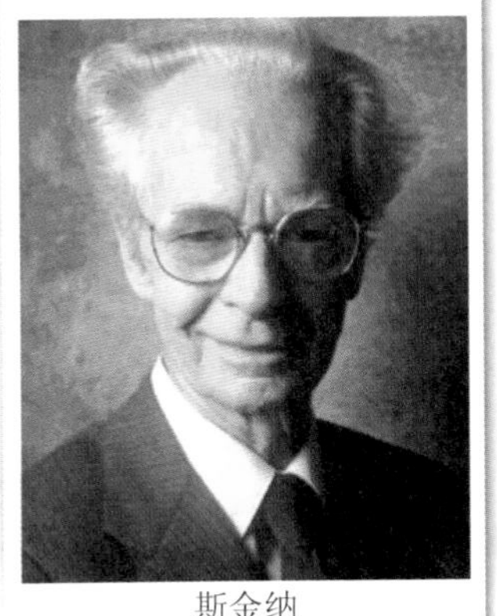
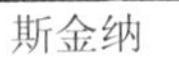
斯金纳

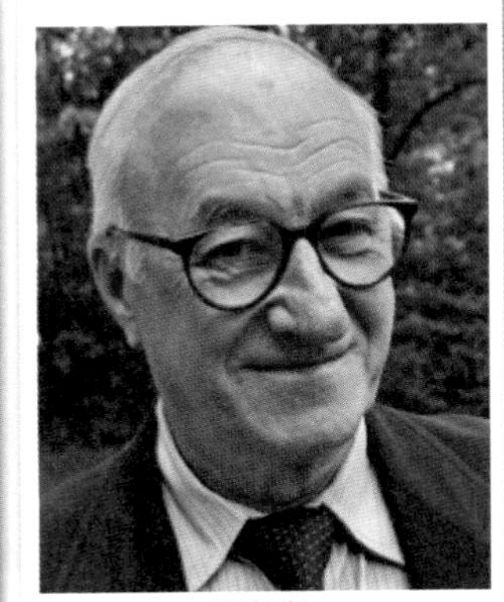
班杜拉

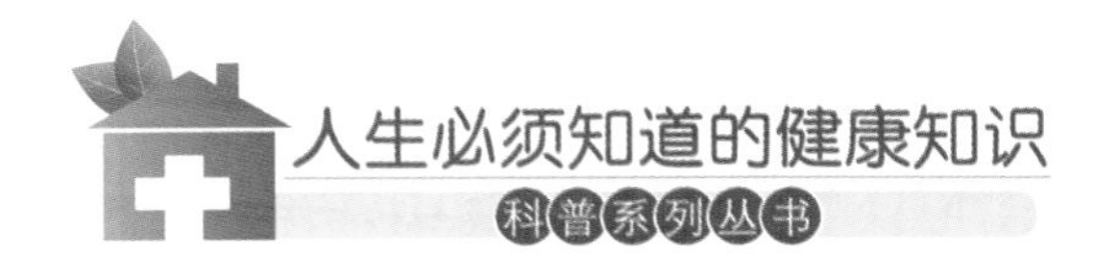

以及面临危险时对安全的要求。认知变量就是能力，包括对象知觉、运动技能等。

斯金纳在巴甫洛夫经典条件反射基础上提出了操作性条件反射。他自制了一个“斯金纳箱”。箱内装一特殊装置，压一次杠杆就会出现食物。他将一只饿鼠放入箱内。饿鼠会在里面乱跑乱碰，自由探索，偶然一次压到杠杆就得到食物。此后，老鼠压杠杆的频率越来越多，即学会了通过压杠杆来得到食物的方法。斯金纳将其命名为操作性条件反射或工具性条件作用。食物即是强化物。运用强化物来增加某种反应（即行为）频率的过程叫作强化。当用强化物强化某一动作时使用某一刺激，这一刺激最终会成为一个条件强化物，和以前的强化物一样，可以用来强化这个动作。 如果一个条件强化物和许多初级强化物发生联系，那这个条件强化物就被泛化了，如金钱就是最好的泛化强化物。消退是由无强化引起的，而遗忘则是随时间消逝而逐渐衰退的。

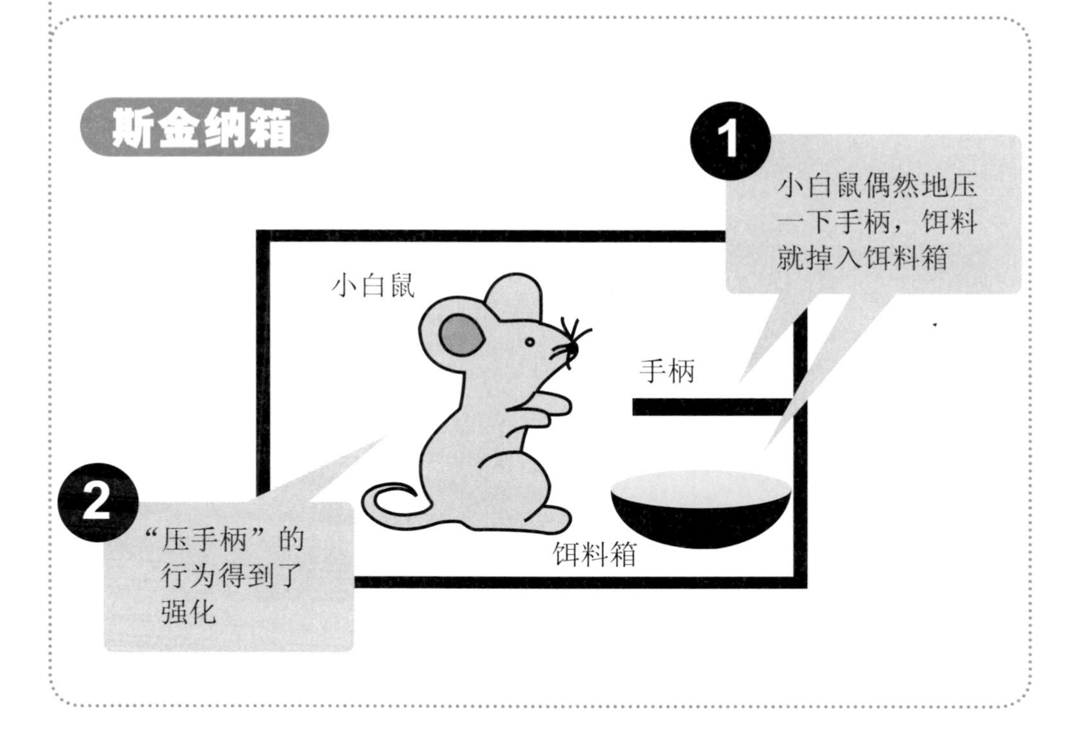

格式塔心理学——韦特海默、苛勒和考夫卡

格式塔心理学是西方现代心理学的主要流派之一，根据其原意也称为完形心理学。完形即整体的意思。格式塔是德文“整体”的译音，指物体及其形式和特征。在我国，格式塔心理学又译为完形心理学。

在格式塔心理学家看来，知觉到的东西要大于眼睛见到的东西；任何一种经验的现象，其中的每一成分都牵连到其他成分；每一成分之所以有其特性，是因为它与其他部分有关系。由此构成的整体，并不决定于其个别的元素，而局部过程却取决于整体的内在特性。完整的现象具有本身的完整特性。也就是说它既不能分解为简单的元素，同时又不包含于元素之内。

格式塔心理学主张心理学研究现象的经验，也就是非心非物的中立经验。在观察现象的经验时要保持现象的本来面目，不能将它分析为感觉元素，并认为现象的经验是整体的或完形的(格式塔)，所以称格式塔心理学。由于这个体系初期的主要研究是在柏林大学实验室内完成的，故有时又称为柏林学派。学派的主要领导人是韦特海默、苛勒和考夫卡。

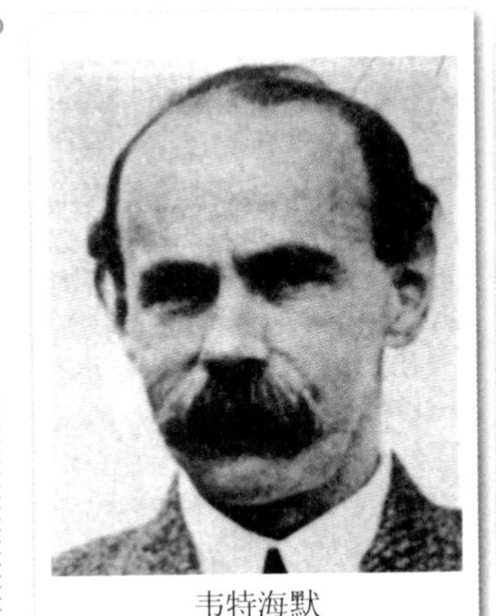
韦特海默

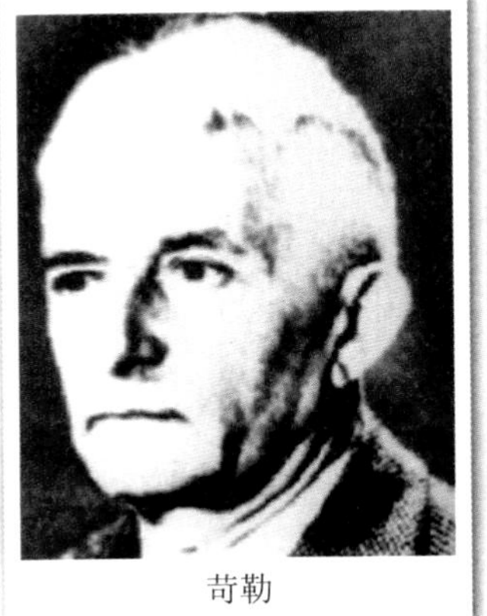
苛勒

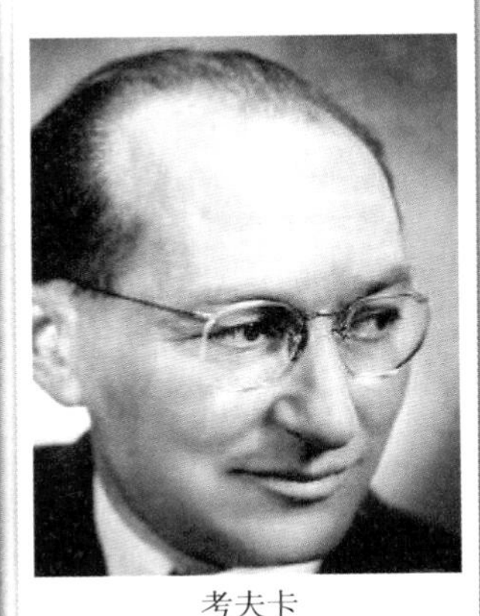
考夫卡

机能主义心理学——詹姆斯

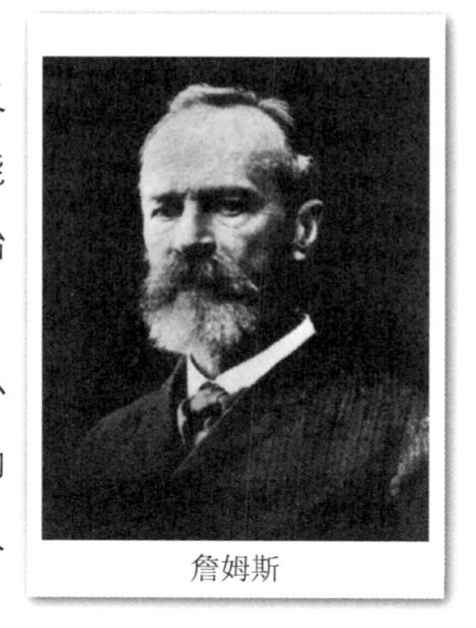
詹姆斯

机能主义心理学是与构造主义相对立的一个流派。它没有明确的起始标志和终点，是构造主义与行为主义之间的一个过渡。作为美国的第一个心理学流派，机能主义心理学集中探讨有机体适应环境的心理过程，创始人为詹姆斯。

机能心理学是19世纪末20世纪初出现于美国的心理学派。它代表当时美国心理学的主流。主张心理学的研究对象是具有适应性的心理活动，强调意识活动在人类的需要与环境之间起重要的中介作用。

机能心理学是在反对构造心理学的过程中产生的。它反对把意识分解为感觉、感情等元素，主张意识是一个连续的整体；反对把心理看作一种不起作用的副现象，强调心理的适应功能；反对把心理学只看作一门纯科学，重视心理学的实际应用；反对把心理学局限于正常人的一般心理规律，主张把心理学的研究范围扩大到动物心理、儿童心理、教育心理、变态心理、差异心理等领域。

精神分析学派——弗洛伊德、荣格

精神分析学派是弗洛伊德在毕生的精神医疗实践中，对人的病态心理经过无数次的总结、多年的累积而逐渐形成的，主要着重于精神分析和治疗，并由此提出了人的心理和人格的新的独特的解释。弗洛伊德精神分析学说的最大特点，就是强调人的本能的、情欲的、自然性的一面。它首次阐述了无意识的作用，肯定了非理性因素在行为中的作用，开辟了潜意识研究的新领域；它重视人格的研究、重视心理应用。

早期精神分析学派发展出的理论当首推荣格的分析心理学和阿德勒的个体心理学。在精神分析界中，具有和弗洛伊德相同影响的人，我们应该承认是荣格，他提出意识、个体无意识、集体无意识、原型等精神系统的概念；治疗中采取宣泄、分析、教育、个体化治疗阶段和广泛的创造性技术；他的贡献还有对于心理类型学的发展。

而阿德勒发展的个体心理学在某种程度上可以说是脱离了精神分析学派的一些基本假设，因为他更多的理论是一种社会性的理论。他假设了优越情结、自卑情结、家庭次序等关系，并在社会心理学的意义上采取更接近教育的方式治疗。这使他和精神分析之间具有更大的区别。

后期的精神分析学派的最大发展源于两位杰出的女性分析家，那就是安娜·弗洛伊德和克兰茵。

安娜·弗洛伊德和艾立克森、哈特曼等发展出了以适应发展为主题的精神分析自我学派，其中最经典的观点是艾立克森的自我同一性的阶段性理论。而远在英国的分析家克兰茵则创造性地建立了客体关系心理学理论。客体关系心理学理论是当今精神分析学派中强盛的理论之一，但要总结性的讨论它的全部观点则是困难的，因为客体关系理论并不是一个统一的理论，而是一群客体关系的心理学理论。

在此几乎同时或稍前，霍妮、沙利文、伯恩、哈伯特等，分别提出自己的学派观点，因此有了霍妮学派、沙利文的人际交往学派、伯恩的人际沟通学派等。

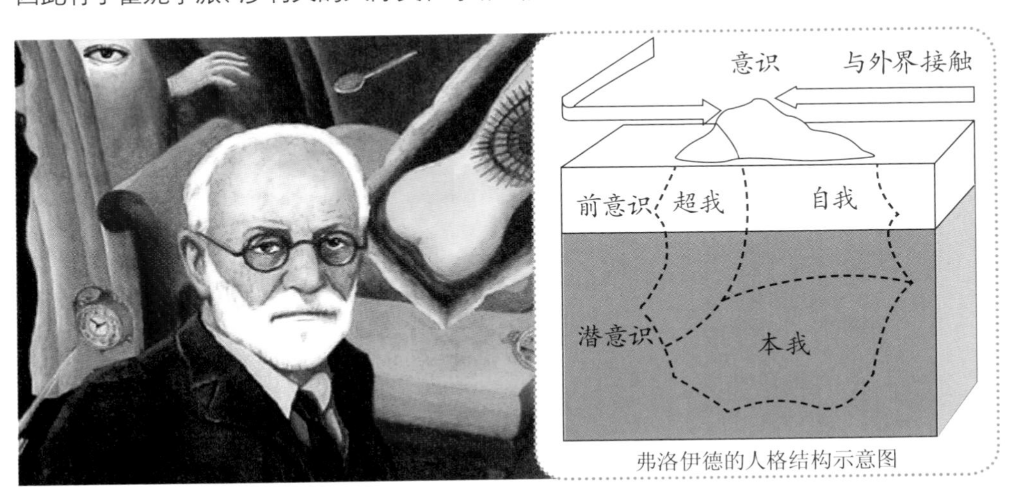

弗洛伊德的人格结构示意图

特质流派——奥尔波特

特质论范型是指“强调人的个别差异和个体的整体功能，以特质概念来假定行为的跨情景的一致性和跨时间的持续性”。

从特质论的贡献来看，首先它不再把潜意识作为研究的主要内容，而且摆脱了精神分析论者病态取向而企图建立常态人格的做法，从而突破了精神分析论的束缚，拓宽了心理学的研究范围；其次，研究方法上特质流派更加科学，如奥尔波特直接从个体行为特点出发探讨人格问题，卡特尔将因素分析的统计方法应用于人格心理学的研究，这些方法都使得人格研究走向客观；再次，特质论拥有很高的应用价值，它通过对人格进行量化使人格评价广泛地应用于教育、工业生产、企业管理等各个领域。

但是，对人格测验分数的过分依赖是特质论的一个不足之处。另外，在接受人格测验的时候被试者很容易为社会期许的价值观所影响，从而影响结果的真实性和准确性。此外，对行为的跨情景一致性的证据不足成为特质论的又一争论焦点。最后，特质流派没有对个体差异的起源即特质的形成过程作出解释。这些对潜在问题的探讨的失败限制了它发挥作用。

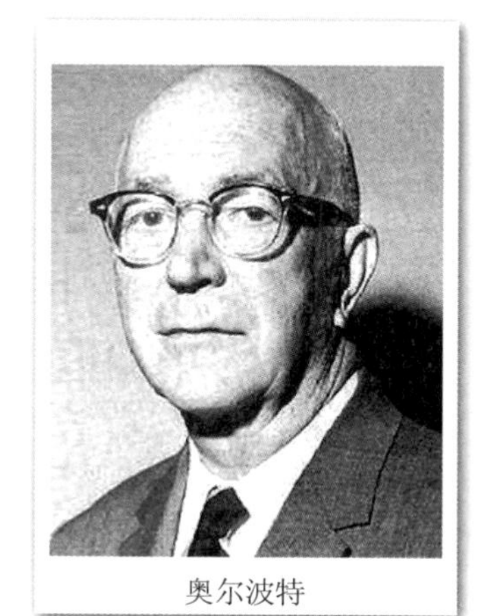
奥尔波特

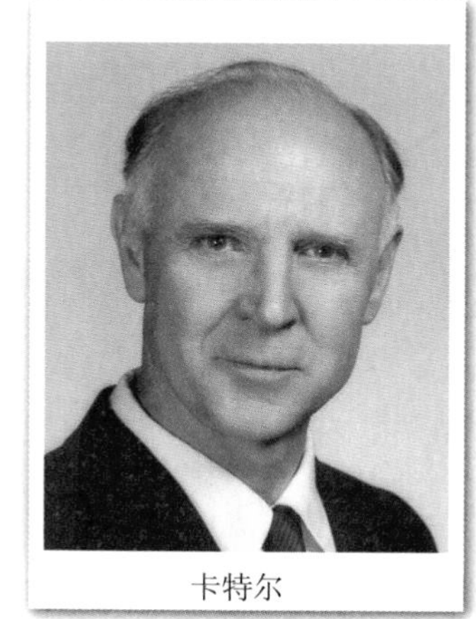
卡特尔

人本主义心理学——马斯洛、罗杰斯

人本主义心理学是20世纪五六十年代兴起于美国的一种心理学思潮，是继行为主义和精神分析之后的第三大势力。由马斯洛创立，主要代表人物是马斯洛和罗杰斯。

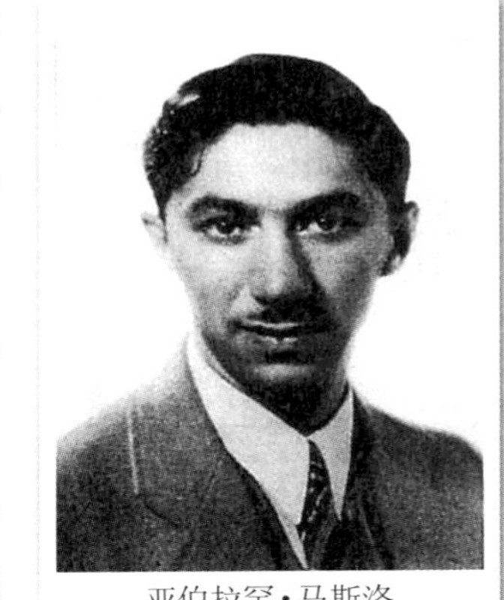
亚伯拉罕•马斯洛

人本主义和其他学派最大的不同是特别强调人的正面本质和价值，而并非集中研究人的问题行为，并强调人的成长和发展，称为自我实现。 人本主义心理学研究的主题是人的本性及其与社会生活的关系。他们强调人的尊严和价值，反对心理学中出现的人性兽化和机械化的倾向，主张心理学要研究对个人和社会进步富有意义的问题。

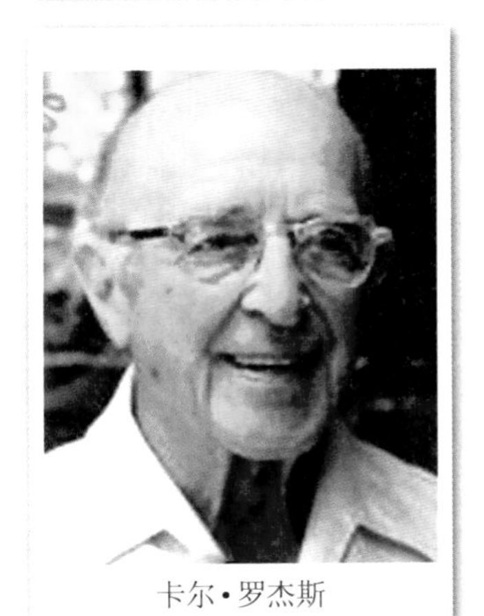
卡尔•罗杰斯

无论是马斯洛的自然人性说和自我实现的需要层次理论，还是罗杰斯基于尊重、真诚、悦纳的“完人”教育观，都从人性的角度启示我们重新审视儿童的本性与潜能、需要与自我实现，以及早期教育活动的开展等问题。

自我实现需要
尊重需要
社交需要
安全需要
生理需要
高级
低级

马斯洛需求层次理论（模型）

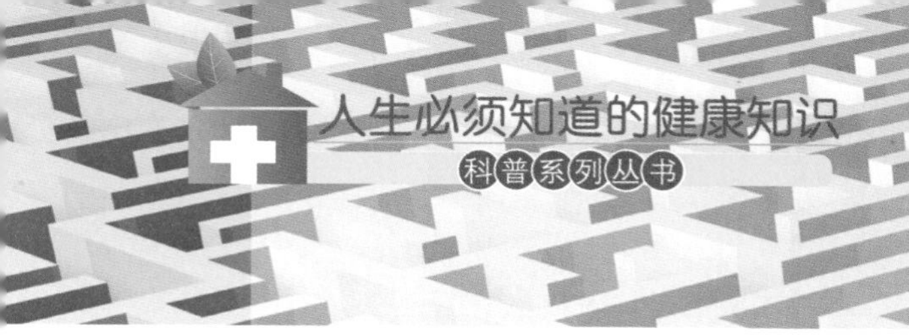

认知心理学
——贝克、雷米

认知心理学是20世纪50年代中期在西方兴起的一种心理学思潮，20世纪70年代开始其成为西方心理学的一个主要研究方向。

认知心理学研究人的高级心理过程，主要是认知过程，如注意、知觉、表象、记忆、思维和语言等。重视心理学研究中的综合的观点，强调各种心理过程之间的相互联系、相互制约。

认知心理学家往往把信息加工过程分解为一些阶段，即对从刺激输入到反应这样的全过程进行分解。他们关心的是作为人类行为基础的心理机制，其核心是输入和输出之间发生的内部心理过程。它与西方传统哲学也有一定联系。其主要特点是强调知识的作用，认为知识是决定人类行为的主要因素。

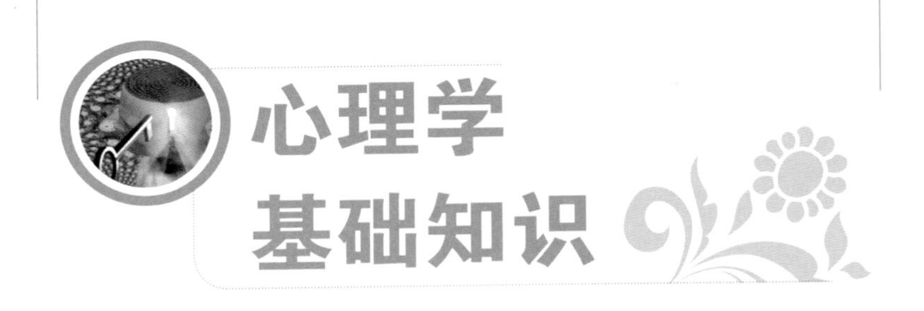

心理学基础知识

感觉与知觉——体验世界的金钥匙

感觉与知觉是人认识客观事物的初级阶段，是人的心理活动的基础。然而，感觉与知觉通常是无法完全区分的。感觉是信息的初步加工，知觉是信息的深入加工。现在的趋势是把感觉与知觉放在一起论述，统称为感知觉。

我们所处的环境中充满了光波和声波，但那并不是我们体验世界的方式。你看到的不是光波，而是路边的海报；你听到的不是声波，而是美妙的音乐。感觉只是"演出"的开始，还需要更多的东西才能使刺激变得有意义和有趣，而最重要的是你能做出有效的反应。

知觉是一系列组织并解释外界客体和事件的产生的感觉信息的加工过程。它以感觉为基础，但不是个别感觉信息的简单总和。例如，我们看到一个正方形，它的成分是四条直线。但是，把对四条直线的感觉相加在一起，并不等于知觉到一个正方形。知觉是按一定方式来整合个别的感觉信息，形成一定的结构，并根据个体的经验来解释由感觉提供的信息。它比个别感觉的简单相加要复杂得多。

感觉与知觉都是人脑对客观事物的主观反映，它们的形成和发展离不开人脑的活动。感觉是知觉过程中的重要组成部分，是知觉的前提和基础；知觉则是感觉的深入和发展。

知觉的奥秘——组织倾向原则

知觉具有整体性、恒常性、意义性、选择性与知觉适应。整体性是指我们对物体整体的认识通常要大于对部分的认识。恒常性是指尽管作用于我们感官的刺激在不断地变化，我们所知觉到的物体却保持着一定程度的稳定性。意义性是指我们对事物的知觉通常是和我们赋予它的意义关联在一起的。选择性是我们常常不由自主地在两张不同歧图中来回转换。知觉适应是指在刺激输入变化的情况下，我们仍然能返回到原来的状态。个体因主观经验的影响使客观刺激情境带有强烈的组织倾向。

（1）接近或相邻原则 人倾向于在视野中，把在时间或空间上相邻或接近的刺激物更易知觉为整体。这是由于在知觉过程中，当刺激物之间的辨别性特征不明显时，人经常会借助自己已有的知识经验，主动寻找刺激物之间的关系，进而获得合乎逻辑或有意义的知识经验。

（2）相似性原则 人倾向于把在大小、形状、颜色、亮度和形式等物理属性相同或相似的刺激物组合在一起形成一个整体。这种按照刺激物相似特性进行组织的知觉倾向，符合知觉组织的相似性原则。

（3）连续性原则 知觉的连续性原则是指个体倾向于把具有彼此连续或运动方向相同的刺激物，或即使其间并无连续关系的刺激物组合在一起形成一个整体。

（4）闭合原则 人倾向于将图形刺激中的特征聚合成形，即使其间有短缺之处，也倾向于形成一个连续的完整形状。

在实际图形中它们根本不存在，因为没有线条或轮廓将它们闭合成图形，其实是观察者在心理上将这些线条或轮廓闭合起来，产生了主观轮廓，形成了完整图形的知觉经验，体现了知觉组织的闭合原则。

(5) 同域原则 人倾向于将处于同一地带或同一区域的刺激物组合在一起形成一个完整形状，这种知觉组织原则称为知觉的同域原则。

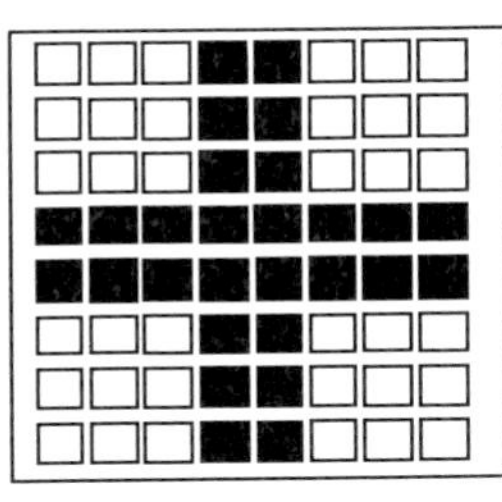

相似性原则

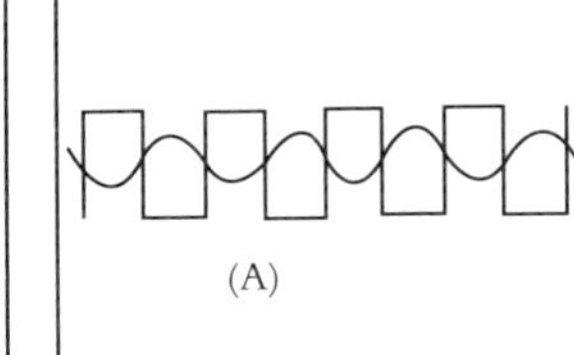

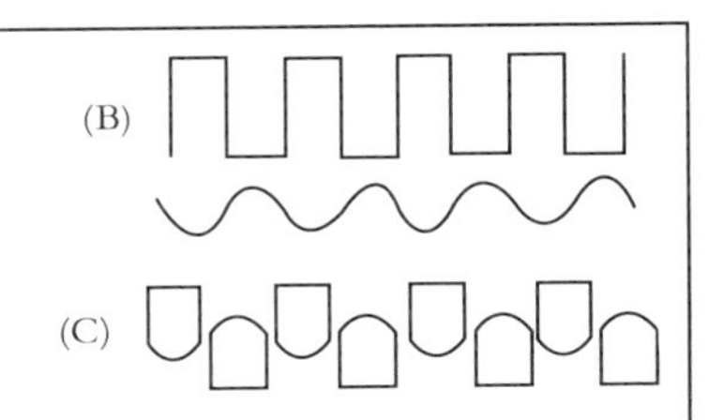

连续性原则

错觉——真伪难辨赖定势

错觉是对客观事物的一种不正确的、歪曲的知觉。也就是把实际存在的事物被歪曲地感知为与实际事物完全不相符的事物。错觉可以发生在视觉方面，也可以发生在其他知觉方面。如当你掂量一千克棉花和一千克铁块时，你会感到铁块重，这是形重错觉。当你坐在正在开着的火车上，看车窗外的树木时，会以为树木在移动，这是运动错觉等。

引起错觉的原因很多。感知条件不佳、客观刺激不清晰、视听觉功能减退、强烈情绪影响、想象、暗示以及意识障碍等都能引起错觉。重听的人常会听错别人说的话；胆小者夜晚独经旷野，心中恐惧，会把树木当成人形，把自己的脚步声误认为是有人在追赶；对亲人的长久思念，会把风声误认为有人敲门。错觉本身并不一定意味着疾病，因为健康人也能出现错觉，只是健康人对错觉都能自行矫正罢了。

在病理状态下，尤其在各种不同程度的意识产生障碍时，常常出现错觉。如感染、中毒或躯体疾病引起的谵妄状态时，患者可将门上挂的衣衫视为鬼怪。在情感性精神病时也会出现错觉，如抑郁症患者常把别人的谈话听成是议论他的罪恶，甚至将如何把他处死。常见的错觉有如下几种。

（1）错视 如把挂在衣架上的大衣看成是躲在门后的人；把一个安装在天花板上的吸顶灯看成是挂在天花板上的人头等，这都是错觉的例子。另外还有一种特殊的错觉是幻想性错觉，意思是把实际存在的事物，通过自己的主观想象，错误地感知为与原事物完全不同的一种形象，如把天上的彩云，通过想象感知为飞舞的仙女的形象；有的把墙上的裂纹，通过想象错误地感知为一些美丽的图案或张牙舞爪、面目狰狞的凶恶怪兽。

除错视外，还有错味、错触、错嗅、错听和内感性错觉。

（2）常见错觉种类

1）缪勒-莱耶尔错觉：对此错觉的解释是透视恒常性理论的观点，认为图中箭头等特定的刺激特性是显见距离的一种标志物。这个解释虽然没有涉及到大脑的微观机理，但应该是基本正确的。

2）月亮错觉：这种现象大家在日常生活中经常能看到，例如太阳早上看起来往往比中午的时候大一些。这种现象被定义为月亮错觉。月亮错觉就是接近地面平视的圆月和当空仰视的圆月面积相等，而且在视网膜上形成的影也大小相同，但一般人总是觉得接近地面时的面积要大。

3）奥伯逊错觉：该错觉属于形状错觉，由美国心理学家奥伯逊提出。将一正方形放在有多个同心圆的背景上，其对角线交叉点与圆心重合，看起来这个正方形的四条边向内弯曲（如图）。他曾分别将不同的几何形状(如圆形、方形、三角形等)放在线条背景上，结果发现这些形状看上去均会变形而出现形状错觉。

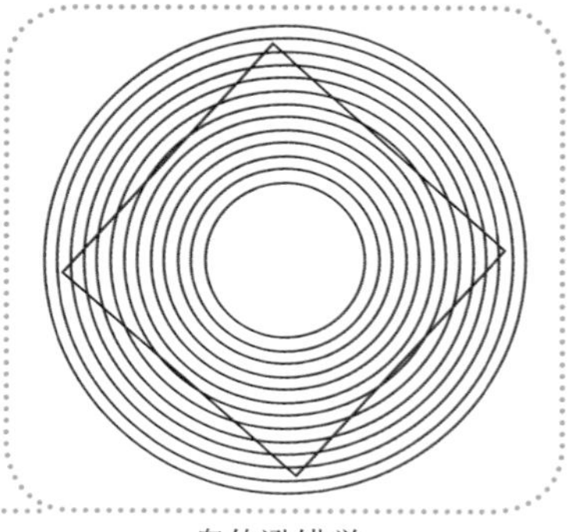

奥伯逊错觉

4）戴勃错觉：右图中左侧的小圆与右侧的圆相等，但看似不等，居右者看起来较大。

5）赫尔岑错觉：两平行线为多方向的直线所截时，看起来失去了原来平行线的特征（如图）。

6）佐尔纳错觉：当数条平行线各自被不同方向斜线所截时，看起来即产生两种错觉：一是平行线失去了原来的平行；二是不同方向截线的黑色深度似不相同（如图）。

7）编索错觉：此图像盘起来的编索，呈螺旋状。实则系由多个同心圆所组成，读者可选任一圆上一点循其线路检验之（如图）。

8）桑德错觉：看看这张图，你会发现左边较大平行四边形的对角线看起来明显比右边小平行四边形的对角线长，但实际上两者等长（如图）。

9）阶梯错觉：注视此图形数秒钟，将可发现有两种透视感：有时看似正放的楼梯；有时看似倒放的楼梯（如图）。

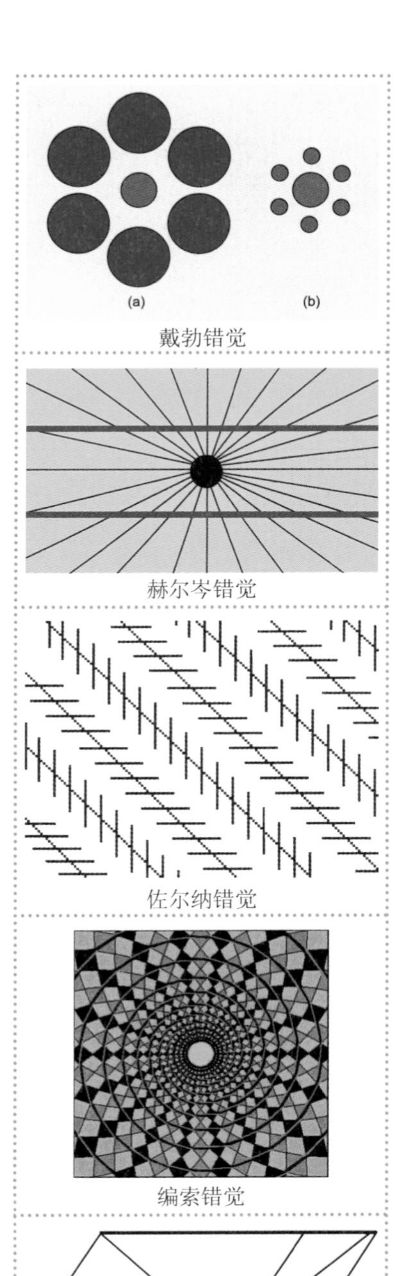

戴勃错觉

赫尔岑错觉

佐尔纳错觉

编索错觉

桑德错觉

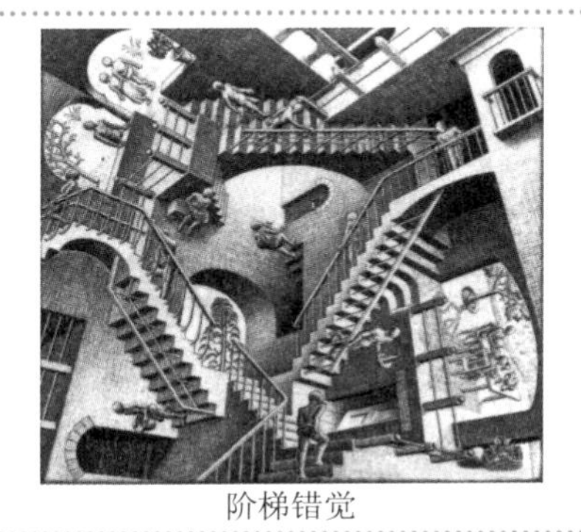
阶梯错觉

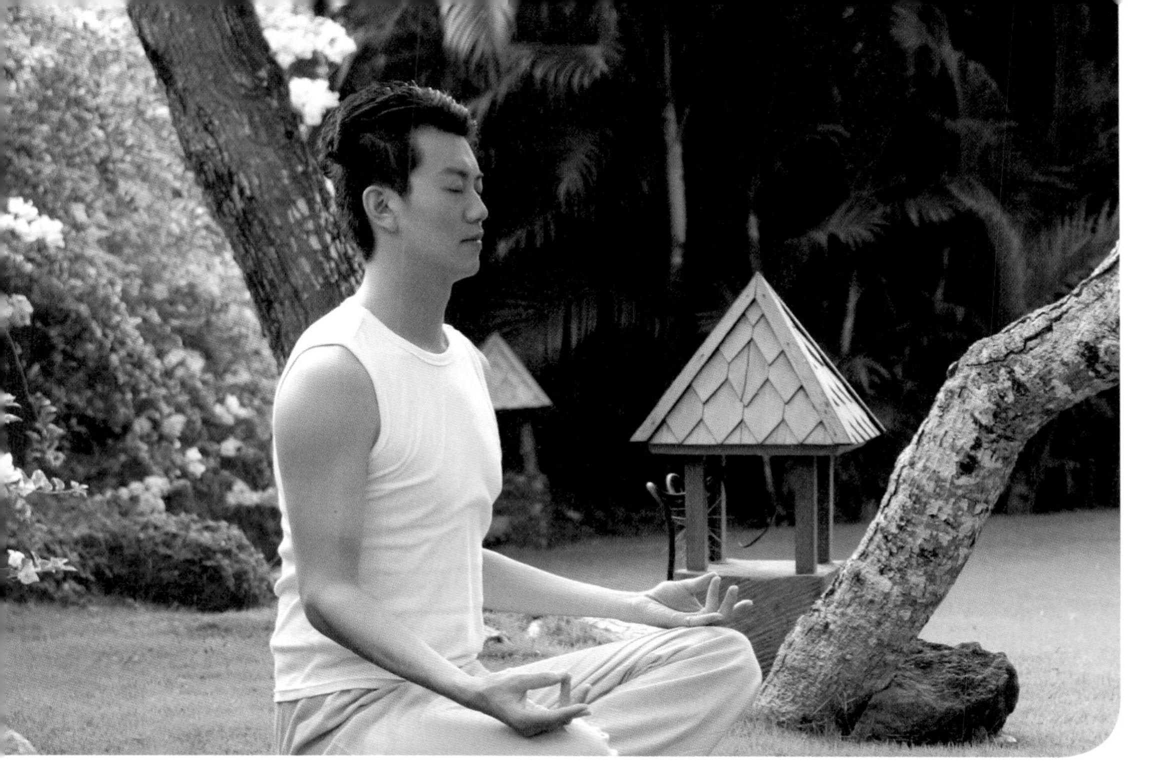

催眠术——真的神奇吗

催眠术是一项古老而又充满活力的心理调整技术。在古代就有很多类似于催眠的记载，由于科学不发达，便借助自身或者外界的力量来治疗某些疾病。再如寺庙的僧侣或者教堂的神甫等进行讲道、说法、告解等，都有类似于自我催眠的作用。这就是催眠的神学时代。

在18世纪，麦斯默提出“动物磁气说”，认为生病是人体磁场流通的阻碍，需要借助外力打通磁场，就能治疗疾病。1841年11月英国著名的外科医生布雷德在观看一位瑞士医师用催眠术治病表演时，他用挑剔的、蔑视的态度想从中找出欺诈骗局，结果未发现有任何破绽，于是他也开始了对催眠的研究和应用。由于催眠能改变人的感觉敏感性，1841年布雷德开始用催眠来麻醉、镇痛。布雷德是用凝视水晶球的方法做催眠，他开始提出了眼神经疲劳学说，认为这是一种类似睡眠的状态，这种使人进入清醒和睡眠之间的状态的方法就是催眠术。

催眠，是由各种不同技术引发的一种意识的替代状态。此时的人对他人的暗示具有极高的反应性，是一种高度受暗示性的状态，并在知觉、记忆和控制中做出相应的反应。虽然催眠很像睡眠，但睡眠在催眠中是不扮演任何角色的，因为如果人真的睡着了，对任何的暗示都不会有反应。“催眠”这个词本身是带有一定误导性的。

催眠术是运用暗示等手段让受术者进入催眠状态并能够产生神奇效应的一种法术。催眠是以人为诱导(如放松、单调刺激、集中注意、想象等)引起的一种特殊的类似睡眠又非睡眠的意识恍惚心理状态。其特点是被催眠者自主判断、自主意愿行动减弱或丧失，感觉、知觉发生歪曲或丧失。在催眠过程中，被催眠者遵从催眠师的暗示或指示，并做出反应。催眠的深度因个体的催眠感受性、催眠师的威信与技巧等的差异而不同。催眠包括催眠药物和催眠术。正常使用催眠药物有利身体健康。催眠药物能避免失眠对人体的严重危害，能够治疗失眠病，提高睡眠质量。官方允许药店合法销售许多副作用较小的催眠药物，这些催眠药物不属于精神药品。

其实，当一个人与自己的感觉进行沟通，或者正在做内心观想工作，便是处在一定程度的催眠状态了。催眠术是通过特殊的诱导使人进入类似睡眠而非睡眠的技术，在此种状态下，人的意识进入一种相对削弱的状态，潜意识开始活跃，因此其心理活动，包括感知觉、情感、思维、意志和行为等心理活动都和催眠师的言行保持密切的联系，就像海绵一样能充分汲取催眠师的指令，能导致这种状态的技术就叫催眠术。

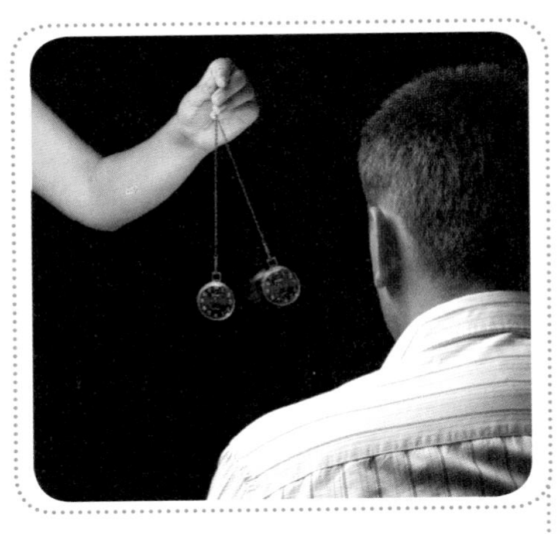

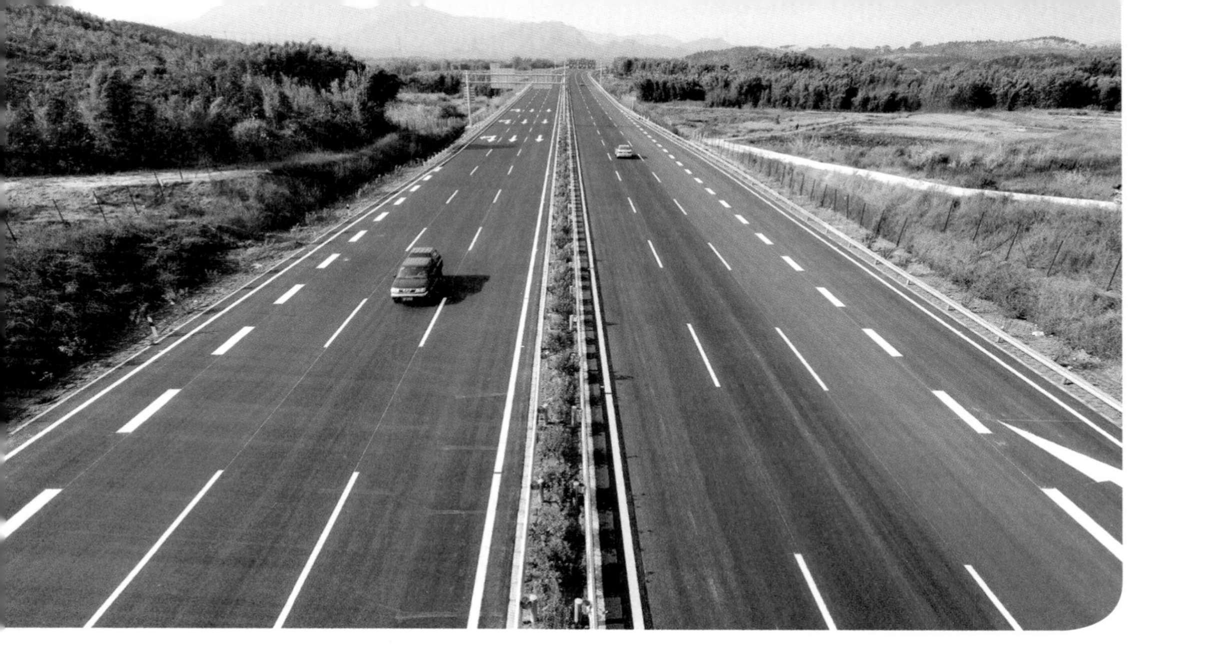

睡眠性催眠术
——揭开生活中自然催眠现象的神秘面纱

其实，催眠现象是人的一种自然适应的反应，生活中也有这样的自然催眠现象。比如公路催眠就是一个典型的例子，驾驶员长途驾驶，单调的汽车马达声会诱发催眠状态，容易发生事故，所以在修筑公路时，会在路旁设置一些醒目的标志，或者有意识地将公路筑成弯道，避免诱发公路催眠。长途乘车旅行也是同样，长途旅行中单调、刻板的车轮转动声也会成为催眠性刺激，诱人进入催眠状态，在催眠中似乎能听到列车员报站的声音，而对其他声音则迷迷糊糊甚至一无所知。

凡是单调、重复、刻板的刺激都能诱发不同程度的催眠，我们每一个人都有这方面的体会，这是人的正常反应功能；而催眠术则是帮助人们开发和利用自身的这些功能，为调整身心状态、提高生活质量服务的。

催眠并不是要剥夺人心理活动的能力，虽然有意识活动的水平降低，但人的潜意识活动水平反而更加活跃，这时有的受术者会有迷迷糊糊意识不清的感觉，好像只能听到催眠师的声音；而有的受术者觉得自己很清醒，什么都听得见，甚至认为自己完全没有被催眠，这些感觉在催眠状态下都可能会出现，也都不会影响催眠的进行和治疗效果。当然，受术者越是按催眠师的指令去感受和体验，就越有利于从催眠中获得更多有益的东西。

催眠术并不是催人入睡的技术，催眠状态和睡眠状态也有很多区别。虽然表面看起来好像睡着了一样，但其实受术者和催眠师保持着密切的感应关系，他的潜意识活动在催眠师的引导和帮助下发挥积极的作用。虽然催眠状态下也是在休息，但休息的深度和质量高于一般的睡眠，有时只睡了十多分钟，感觉就像睡了很久。虽然催眠术对于治疗睡眠问题有很好的效果，但是它不仅仅限于这一个方面的作用，它还可以对人的身心状态进行全面的调整。催眠过程中受术者和催眠师保持着密切的感应关系，表面上看起来受术者好像什么都不知道，但其实他在和催眠师进行潜意识的沟通，与外界保持着联系，在催眠师的指令唤醒后就会醒来。当然，如果任其催眠状态持续下去，则可进入自然的睡眠状态，经过充分睡眠后受术者也会自然清醒。同样，在正常的自然睡眠状态中，也可以通过催眠术转入到催眠状态，这称为睡眠性催眠术。

催眠与被催眠——心中的疑虑

很多人有顾虑：被催眠后，就好像自己失去了意识，所有能讲不能讲的通通讲了出去……多难为情啊！这是因为，一般人有先入为主的观念，以为催眠就仿佛被人点了穴，或是吃了迷幻药般不省人事，这或许是被一些舞台催眠秀，以及电影、小说对催眠的夸张描述所产生的误解。其实被催眠时，人的意识是清醒的，有时甚至因为内心的杂念平息，所以感觉上比平常更清醒，况且你的潜意识会保护着你，你可以选择说与不说。

但是话又说回来，你有的欲望，别人也有；你有的贪、嗔、痴，世俗人也都会有，虽然你自己可以选择说与不说，但是以我的经验，只要你信得过你的催眠师，而你自己秉持着一颗开放的心，那么你将是这个催眠过程中最大的受益者。

另外，人们也会有这样的疑惑，既然被催眠的时候，当事人的意识是清醒的，那么真的被催眠了吗。一般来说，约有95%的人都有相当程度的催眠敏感度，其中5%的人，非常容易被催眠，约有5%的人很难被催眠。大部分的人都能够被催眠，只是有些人，必须施以反复、长时间的诱导，例如两三个小时，才能进入催眠状态，这样就超过催眠师的正常负荷了。催眠大师密尔顿·艾力克森就经常使用无聊、重复的语言，经历漫长的时间，成功地催眠了别的催眠师视为很难催眠的人。

而年纪越轻，也越容易被催眠，因为年轻人的脑细胞较有活力，而年纪越大者，脑细胞因为丧失了活力，所以相对较难被催眠。一般来说，有下面这些特质的人敏感度比较高：年纪轻、容易放松、对催眠师有安全感及信赖感、想象力丰富、专注力高、好奇心强、智商高。

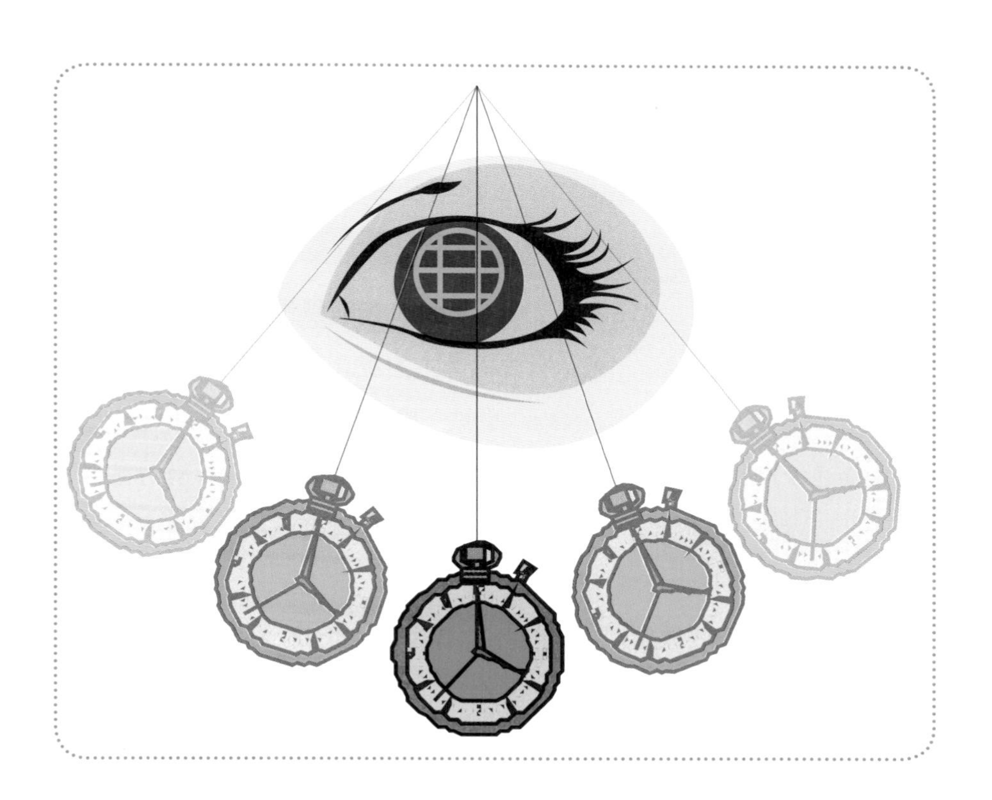

催眠的用途——科学看催眠

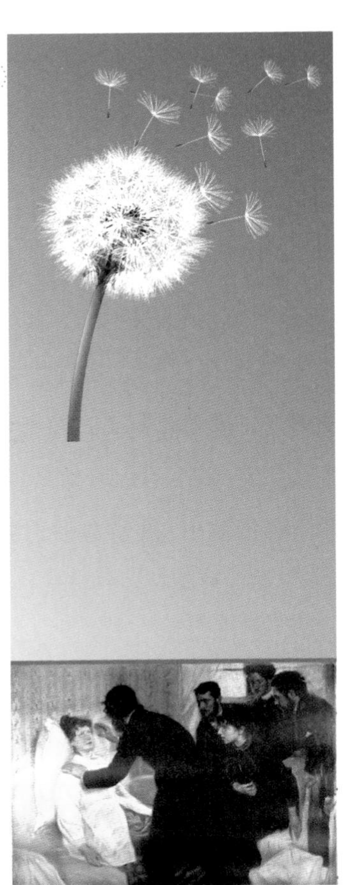

长期以来，催眠术在人们心目中一直带着一种神秘的色彩，被视为江湖术士的妖法而排斥在科学殿堂之外，使催眠的声誉受损，或遭到非议。特别是在我国长期封建社会的影响下，尤其被那些不法之徒用作愚弄和欺骗人们的伎俩达到他们的个人目的，使催眠术遭到了致命的伤害。

随着社会的发展，现代科学的兴起，人们努力探讨催眠术的奥秘，使其不断科学化、系统化。催眠术作为心理调整和治疗的技术，给人以智慧和启迪。它作为心理学之瑰宝，受到各界人士的关注，研究越来越深入，应用越来越广泛，在心理保健和医学界、商业界、教育界、体育界、司法界等领域已得到广泛应用。

随着我国经济的发展和生活水平的提高，人们越来越注重生活的质量。现代都市的人们在享受物质生活的同时，也看重精神生活；关注身体健康的同时，也关注着自己的心理健康。越是高层次的人，越会注重自己的身心健康。催眠术作为一种特殊的心理调整和放松技术，在缓解都市人心理压力，调节身心方面，具有独特的优势，能发挥特殊的作用。

催眠可以用来

(1) 催眠可以建立信心，肯定自我价值 改善你的自我观感，纠正负面行为。增进自信，强化自尊，善处逆境心情。

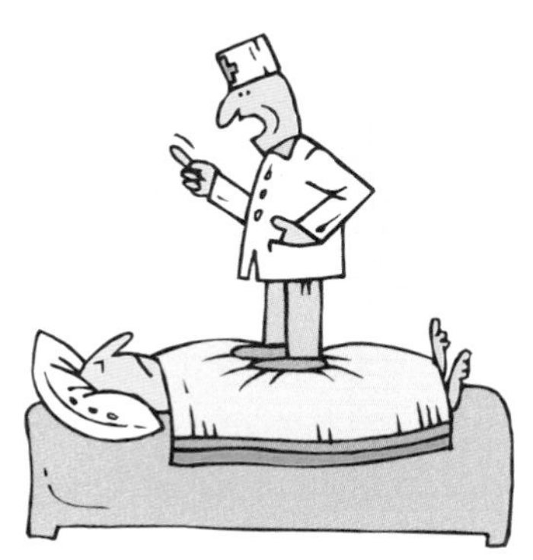

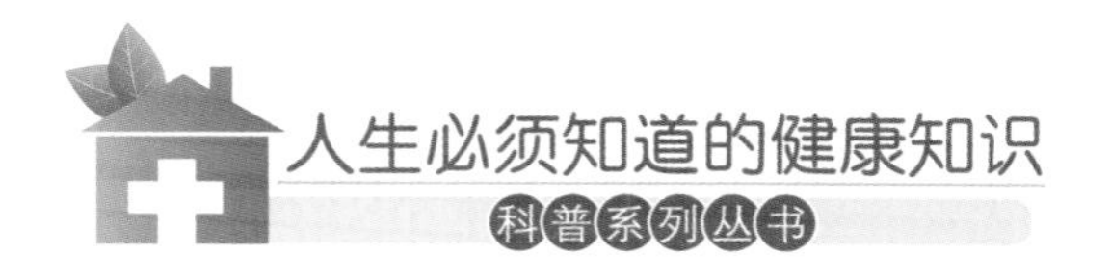

（2）催眠可以增加心灵财富 心灵财富丰富的人，是对自己满足的，财富无处不在，当你需要时，它自然能出现，让我们时时刻刻丰富自己的心灵。

（3）催眠可以控制体重与饮食 更新饮食习惯，促成体重增减，维持适当目标体重，增强体能与运动动机。

（4）催眠可以消除睡眠困扰 脱离事务、职业烦恼。自我催眠带来欲睡前奏，醒来精神如充电般饱满。

（5）催眠可以处理生活中的各种压力 学习减压或消除压力技巧，改善特殊行为模式，降低血压，放松身心。

（6）催眠可以掌握演说能力 不再害臊，终止羞怯。获得谈话信心，消除面谈紧张，降低演出、演讲或讲课的恐惧。

（7）催眠可以终止焦虑、恐慌、恐惧与恐怖症 消除对事务的恐惧，如登高、航空

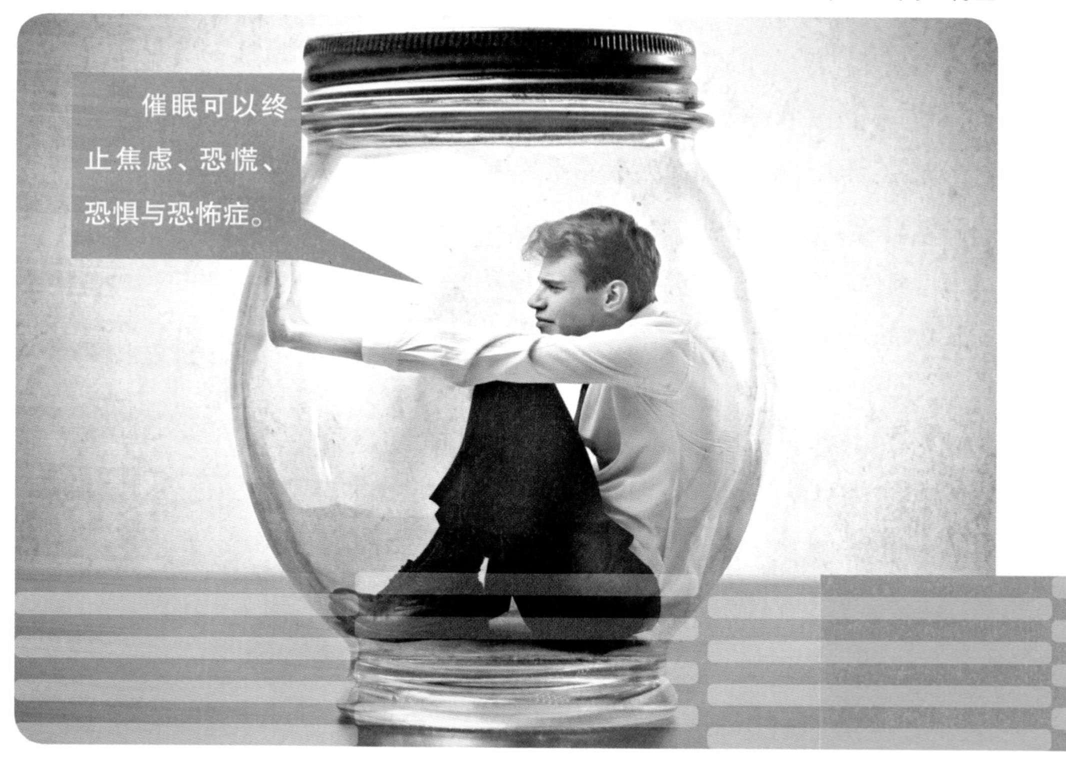

旅行、人群、蜘蛛、疾病等。学习面对事物之不同反应，以新的正确的态度克服恐惧。

(8) 催眠可以改善生活品质 以积极的动机，目标的设定及达成，实现个人的满足。以成功般的满足舒适心灵。

(9) 催眠可以克服学习困难 增强学习技巧，改善学习习惯，提升记忆力与注意力，端正学习态度，增强应试技巧。

(10) 催眠可以增强运动表现 强化运动成效，集中重点，启发成功感、胜利感、成就感。增强毅力与协调性。增强全方位的意向态度。

(11) 催眠可以提升个人创造力 开启写作、绘画、表演艺术潜能。启动创作动机，增强洞察力、提高解决问题的能力。

(12) 催眠有益身体健康 缓解及减少慢性病症状，如结肠炎、肌肉痉挛和溃疡；控制气喘、偏头痛发作；缓解皮肤疾病；改善免疫系统与促进自然痊愈。

(13) 催眠可以降低疼痛感 以安全、自然的方法来以替代麻醉，如外科手术止痛、烧伤止痛，牙医止痛等；控制慢性病的病痛，如关节炎或背痛。

(14) 催眠可以革除坏习惯，建立新习惯 增强积极动力，提升正面行为，消除负向思考，解脱愤怒、忧郁。

(15) 催眠可以协助自然生产 减低疼痛，轻松分娩，恢复迅速，有利于建立亲密亲子关系。

(16) 催眠可以解除感情与肉体创伤 重现并去除人生创伤或悲剧事件。还可以搜寻记忆，年龄回溯，时间回溯。

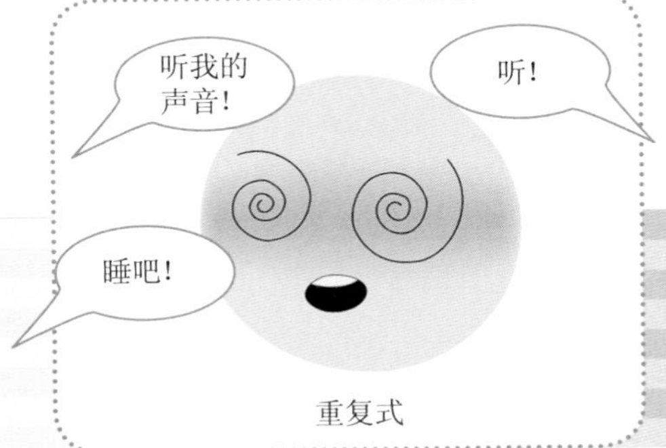

重复式

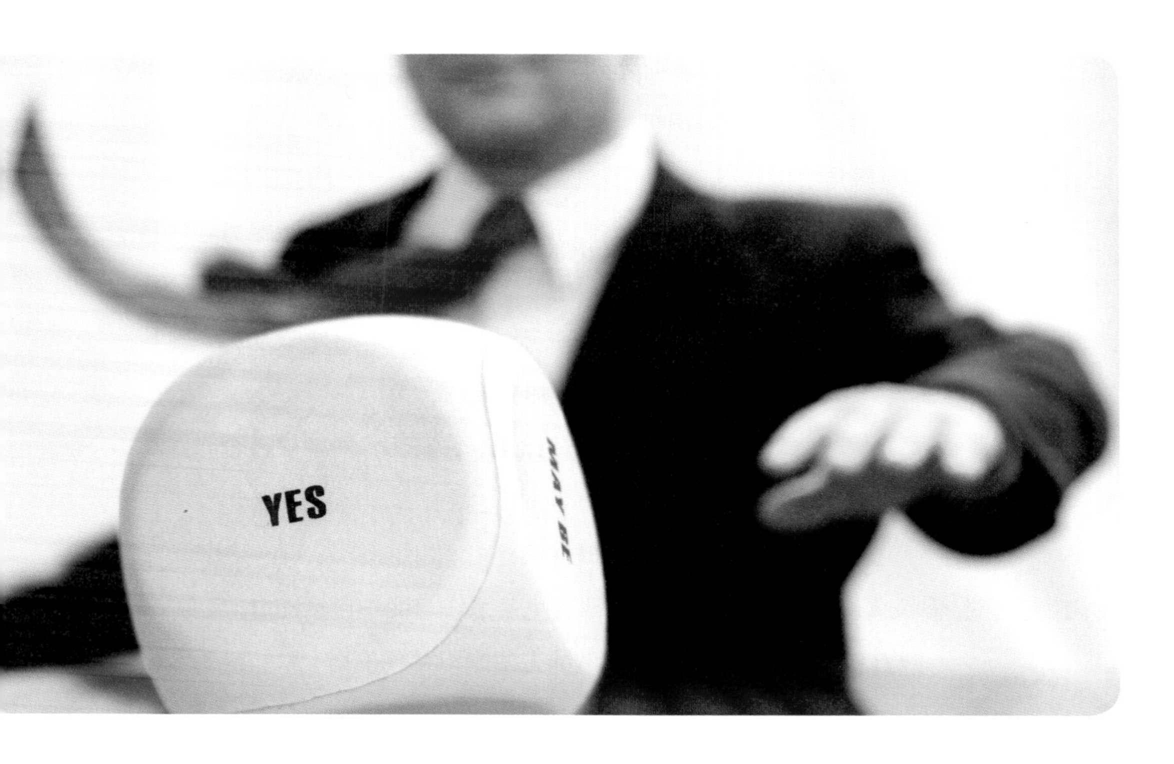

注意——视而不见非盲目

注意是心理活动对一定对象的指向和集中，即是有选择地加工某些刺激而忽视其他刺激的倾向，是伴随着感知觉、记忆、思维、想象等心理过程的一种共同的心理特征。它是人的感觉和知觉同时对一定对象的选择指向和集中。它的产生及其范围和持续时间取决于外部刺激的特点和人的主观因素。注意并不是一种独立的心理过程，而是心理过程的一种共同特征。人在注意着什么的时候，总是在感知着、记忆着、思考着、想象着或体验着什么。人在同一时间内不能感知很多对象，只能感知环境中的少数对象。而要获得对事物的清晰、深刻和完整的反映，就需要使心理活动有选择地指向有关的对象。人在清醒的时候，每一瞬间总是注意着某种事物。通常所谓“没有注意”，只不过是对当前所应当指向的事物没有注意，而注意了其他无关的事物。

注意有两个基本特征：一个是指向性，是指心理活动有选择地反映一些现象而离开其余对象；二是集中性，是指心理活动停留在被选择对象上的强度或紧张。注意表现为心理活动的一种积极状态，具有选择的功能，也就是使心理活动具有一定的方向性。注意还具有保持的功能，即感觉记忆的材料必须经过注意才能进入短时记忆，如果不加注意，它就会很快消失。此外，注意还有对活动进行调节和监督的功能。

根据产生和保持注意时有无目的以及抑制努力程度的不同，注意可分为随意注意、不随意注意和随意后注意三种。随意注意是指事先没有预定的目的，也不需要作意志努力的注意。引起随意注意的原因是：刺激物的特点和人本身状态。不随意注意是指有预定目的，需要做一定努力的注意。随意后注意指有自觉的目的，但不需要意志努力的注意，也称为随意后注意，通常是有意注意转化而成的。例如在刚开始做一件工作的时候，人们往往需要一定的努力才能把自己的注意保持在这件工作上，但是在对工作发生了兴趣以后，就可以不需要意志努力而继续保持注意了。这种注意仍是自觉的和有目的的。

记忆——历久弥新

记忆联结着人的心理活动的过去和现在，是人们学习、工作和生活的基本机能。学生凭借记忆，才能获得知识和技能，不断增长自己的才干；演员凭借记忆，才能准确地表达自己的感情，通过语言和动作，完成艺术表演。一个人某种能力的出现，一种好的或坏的习惯的养成，以及良好的行为方式和人格特征的培养，也都是以记忆活动为前提的。

所谓记忆，就是人们对经验的识记、保持和再现过程，是对信息的选择、编码、储存和提取过程。识记即识别和记住事物特点及联系，生理基础为大脑皮层形成了相应的暂时神经联系；保持即暂时联系以痕迹的形式留存于脑中；再现或再认则为暂时联系的再活跃。通过识记和保持可积累知识经验，通过再现或再认可恢复过去的知识经验。

科学家们根据信息论的观点，根据记忆过程中信息保持的时间长短不同，将记忆分为短期记忆和长期记忆两个保持阶段，后通过一系列实验进一步将这两个阶段分为瞬时记忆、短时记忆、长时记忆和永久记忆四种。短时记忆如我们从电话簿上查到一个号码，拨打过后，随即忘了。听课时边听边做笔记，也是依靠短时记忆。长时记忆指经过很长时间仍能记住，或能保持终生不忘。人的长时记忆大多要经过对短时记忆的不断加工。心理学家对长时记忆的编码、储存和提取进行了不懈的探索。

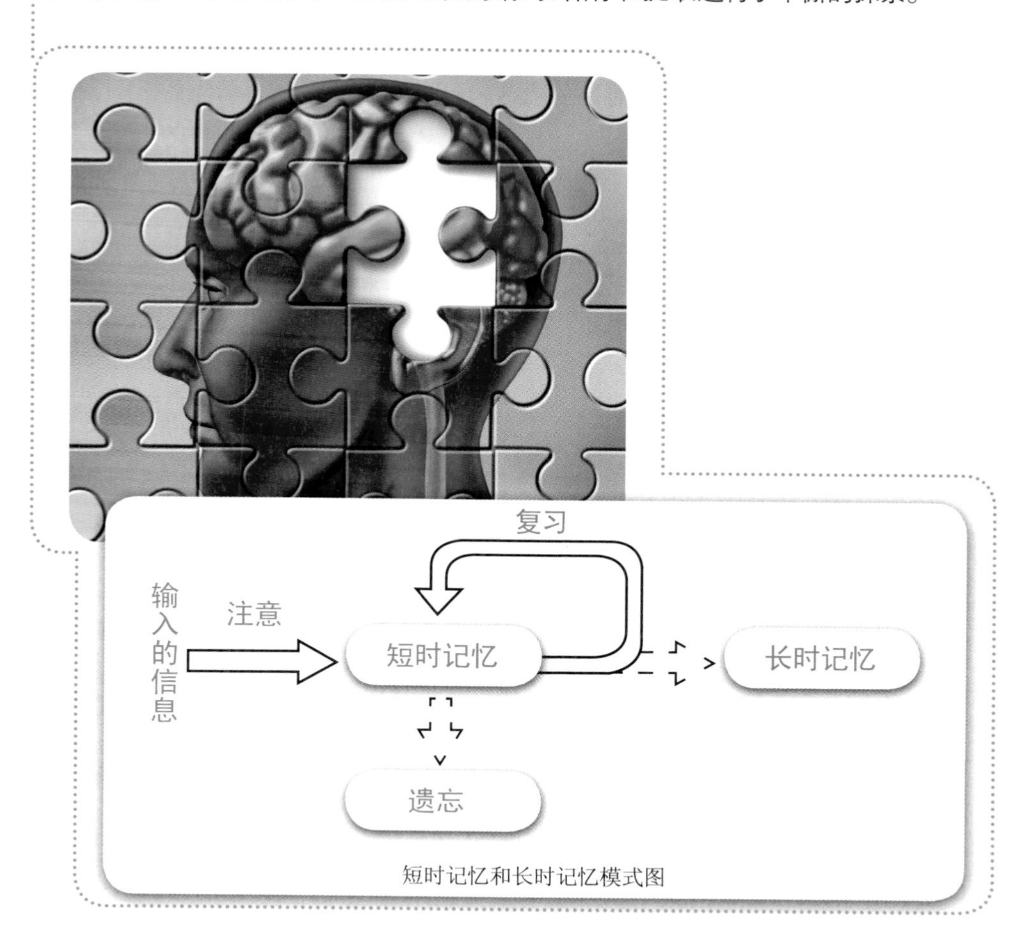

短时记忆和长时记忆模式图

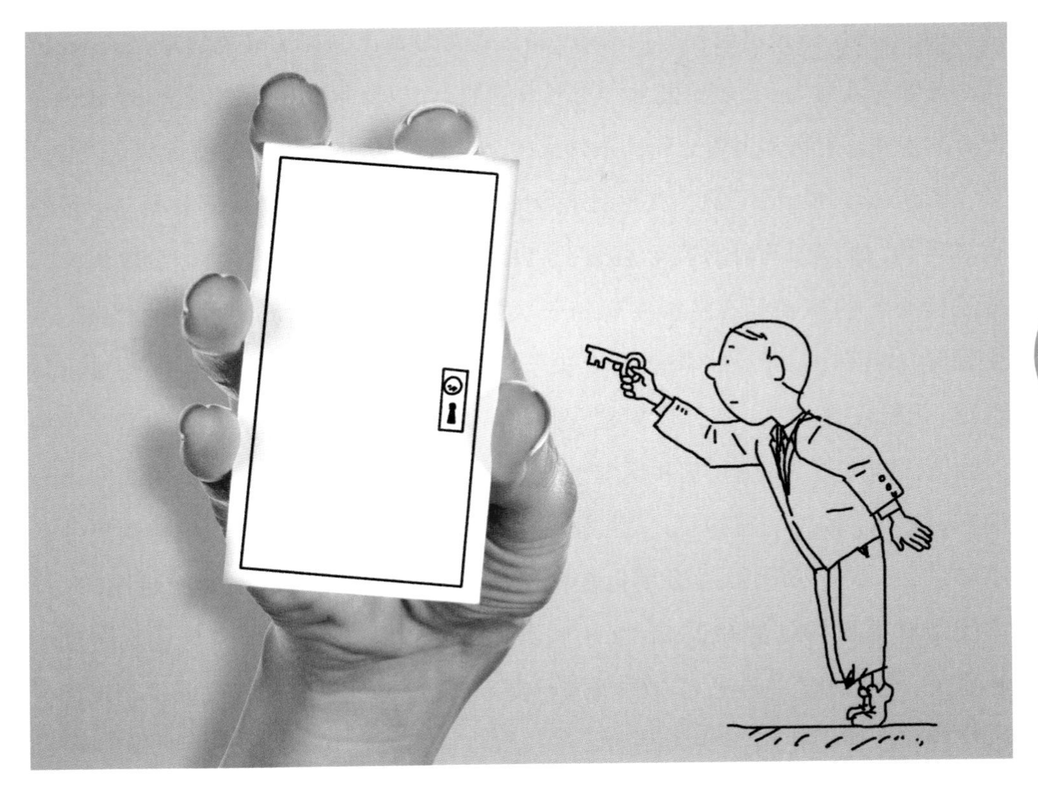

记忆品质——提高记忆的窍门

一般根据什么来判断人的记忆品质及记忆的优劣呢? 综合起来，一个人的记忆力水平可以从记忆品质的敏捷性、持久性、正确性和备用性四个方面来衡量和评价。

（1）敏捷性 记忆的敏捷性体现记忆速度的快慢，指一个人在一定时间内能够记住的事物的数量。人们记忆的速度有相当大的差异。有人做过这方面的实验，让受试者识记一系列图形，有的人只需看33次就能记住，有的却需要看75次才能记住。这就说明了人的记忆在速度方面即敏捷性方面存在着明显的差异。记忆是否敏捷取决于大脑皮层中条件反射形成的速度。条件反射形成得快，记忆就敏捷；条件反射形成得慢，记忆就迟钝。每个人都希望自己的记忆具有敏捷性，因为这样就可以在单位时间里获得更多的知识。要增强记忆力首先就是增强记忆的敏捷性。要想达到这个目的，一是平时要加强锻炼，通过锻炼使自己的记忆敏捷起来；二是在记忆时要集中注意力；三是要充分利用原有的知识，以此来获得新的知识。也就说在旧有的条件反射基础上建立新的条件反射，这样记忆力就会逐渐敏捷起来。

（2）持久性 记忆的持久性是指记住的事物所保持的时间的长短。记得快也忘得快，那就没有什么实际意义了。良好的记忆必须具备持久性，顾名思义，就是指记忆的事物能在头脑中保持长久的时间，它是记忆巩固程度的体现。从生理学角度来说，记忆的持久性取决于条件反射的牢固性。条件反射建立得越巩固，记忆就越持久；条件反射建立得越松散，记忆就越短暂。人们的记忆在持久性方面也有很大差别。有的人记忆十分长久，可以维持多年；而有的人却十分健忘，记不了多久就忘掉了。人们都希望自己的记忆长久，但是仅仅持久仍然是不够的，如果不善于灵活运用也是枉然。既有持久性又有运用的灵活性，才能牢固地掌握所学到的知识。记忆不长久，一般是功夫不深，与复习记忆密度不够有关。要经常地并在适当的时机进行复习，使条件反射不断强化并得到巩固，这样就可以使记忆获得持久性。

（3）正确性 记忆的正确性是指对原来记忆内容的保持。一个人的记忆，如果既具有敏捷性，又具有持久性，但是不具备正确性。显然，这样的记忆也毫无用处。完全可以说，“正确性”是良好记忆的最重要的特点。如果记忆总是不正确，那它只能对我们的学习知识和积累经验帮倒忙。所以，记忆的正确性是保持人们获得正确知识的重要的心理品质。我们常常可以看到有的人记忆总是非常正确，回答问题、处理事情总是那么信心十足，准确而全面，从不丢三落四或添枝加叶。而有的人的记忆不是错误百出，就是犹豫不决，拿不定主意，总是“大概”、“或许”、“差不多”等。这说明人们的记忆在正确性方面也是大不相同的。记忆的不正确，不准确与识记以及遗忘的选择性有很大关系。对同一件事情，人们识记的角度和识记后遗忘的角度都不完全相同。

（4）备用性 记忆的备用性是指能够根据自己的需要，从记忆中迅速而准确地提取所需要的信息。记忆的备用性是决定记忆效能的主要因素，是判断记忆品质的最重要的标准。记忆的备用性也是记忆的敏捷性、持久性、正确性、系统性和广阔性的体现。人们进行活动的目的是为了储备知识，并使之备而有用，备而能用。记忆如果没有备用性，那么它就失去了存在的价值。

记忆的四种品质是有机联系，缺一不可的。为了使自己具有良好的记忆能力，就必须建立丰富、系统、精确而巩固的条件反射，具备所有优秀的记忆品质。忽视记忆品质中的任何一个方面都是片面的。所以检验一个人的记忆力的好坏，不能单看某一方面品质，而必须用四个方面的品质去全面地衡量。

提高记忆力的最有效方法是坚持进行记忆力训练，目前网络上比较流行的图像记忆的方法，主要是通过奇特、夸张、有趣的生动画面，来达到强烈刺激大脑神经从而达到一次性深刻记忆的目的，和传统的死记硬背方法截然不同。

传统的记忆方法是通过不断地重复，刺激脑神经达到记忆的目的，比较费时，还容易遗忘。图像记忆虽说也需要复习，但是只需要少数几次的复习记忆即可达到永远牢记的目的。

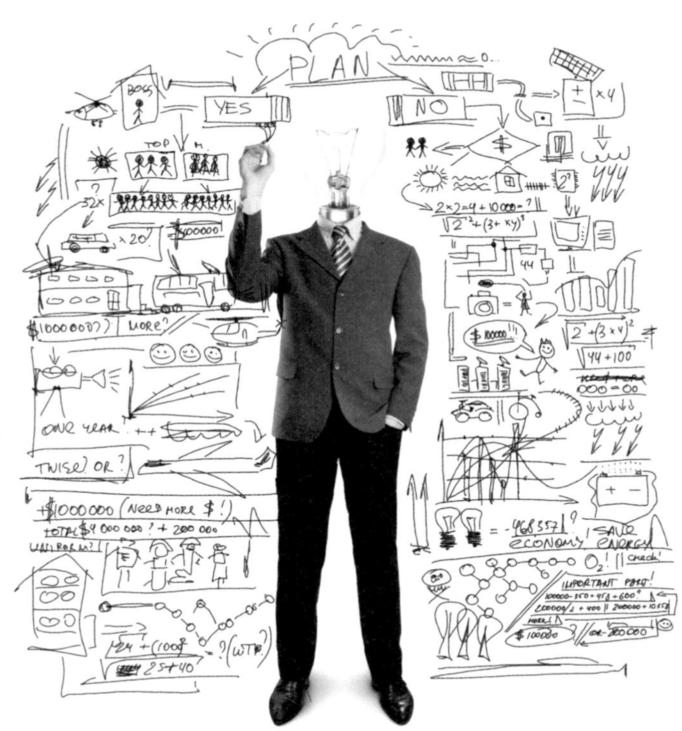

动机——内在动力

动机是指激发和维持个体活动，使活动朝向一定目标的内部动力。也就是激励和维持人的行动，并将使行动导向某一目标，以满足个体某种需要的内部动力。动机本身不属于行为活动，是行为的原因，不是行为的结果。例如，学习动机是直接推动学生进行学习的内部动力。

动机具有激活、指向、维持和调整功能。动机是个体能动性的一个主要方面，具有发动行为的作用，能推动个体产生某种活动，使个体从静止状态转向活动状态。同时，还能将行为指向一定的对象或目标。当个体活动由于动机激发而产生后，能否坚持活动同样受到动机的调节和支配。动机是由需要与诱因共同组成的。因此，动机的强度或力量既取决于需要的性质，也取决于诱因力量的大小。

（1）动机的内在条件——需要　指有机体内部的不平衡状态，表现为有机体对内外环境的一种稳定的要求并成为有机体活动的源泉。体内失衡而生的匮乏状态→需求→驱力→行为。

（2）动机的外在条件——诱因　能够激起有机体的定向行为，并能满足某种需要的外部条件或刺激物。凡是个体趋向或接受它而得到满足时，这种诱因称为正诱因；凡是个体因逃离或躲避它而得到满足时，这种诱因称为负诱因。

心境——感时花溅泪

心境有时也叫心情，是一种比较微弱、缓和而持久的情绪状态，如忧郁、欢快等。心境不是对某一事物的特定体验，而是一种非定向的弥散性体验，能在一段较长的时间内影响人的言行和情绪。当一个人处于某种心境中，往往会带有一种情绪去看待事物。心情舒畅时对许多事物都会产生正面情绪，而忧心忡忡时则会对许多事物产生负面情绪。

引起心境变化的原因很多，如个人生活中的重大事件，工作的顺利或挫折，事业的成与败，人际关系的融洽与否，身体的健康状况，自然环境（如时令节气）的变化等，都可以对心境产生不同程度的影响。此外，对过去的片断回忆、无意间的浮想也会导致与之相联系的心境的重现。

心境对人的生活有很大影响。积极快乐的心境能提高工作效率，有助于发挥人的积极性。恶劣的心境使人厌烦、消沉，妨碍工作和学习，甚至影响身体健康。

心理应激——晴天霹雳撼人心

心理应激又称“心理紧张状态”，是人遇到一些生活事件时引起的剧烈心理波动和一系列生理反应。心理应激主要是由各种紧张生活事件所致，比如亲人的亡故、事业的失败、家庭婚姻的纠纷、人际关系的失调、学习和工作上的困境等。

在应激状态下，人会把各种潜能调动起来，以应付当前的紧张局面。此时，有的人会出现全身抑制，使机体的一切活动受阻；有的人会出现机体功能失调，发生临时性休克；有的人行动完全紊乱，常做出不完全适应的反应。如学生考前的怯场，新演员上台前的慌乱等，都属于这种情况。

应激状态的积极作用，在于它能使人调动特殊的防卫排险机能，增强反应能力，以及时摆脱险情，转危为安。故在适当的应激状态下，能够有效地提高学习和工作效率。但应激状态也有其消极作用，如使人的意识范围缩小，认识功能下降，自我稳定丧失，从而使行为动作紊乱。特别强烈而持久的应激状态，不仅会干扰人的正常学习和工作，还会影响人的身心健康。

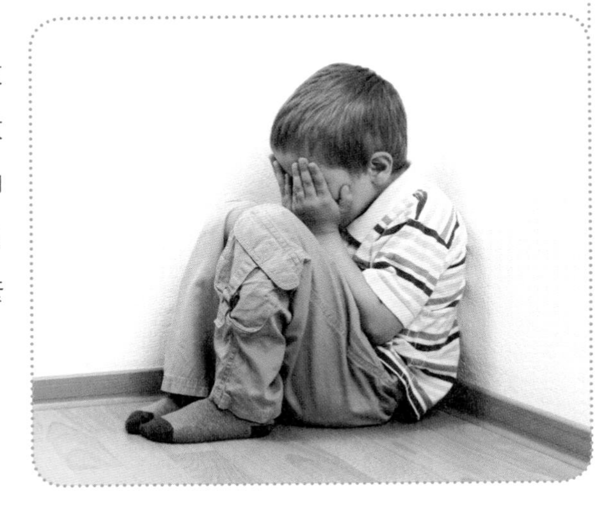

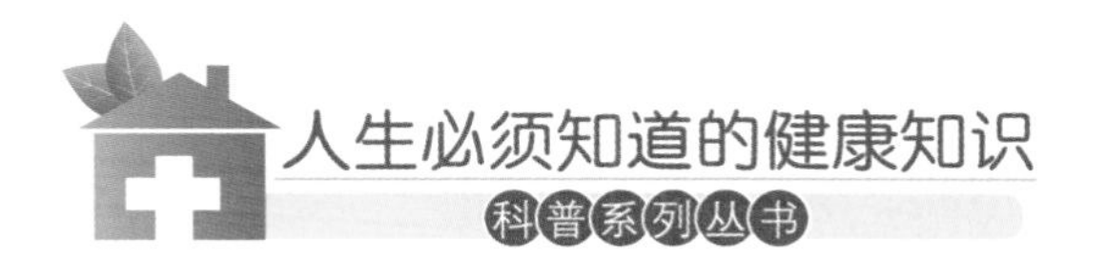

情感与情绪——心情的晴雨表

情感是态度中的一部分，与内向感受、意向具有协调一致性，是态度在生理上的一种较复杂而又稳定的生理评价和体验。情感包括道德感和价值感两个方面，具体表现为爱情、幸福、仇恨、厌恶、美感等。情感是人适应生存的心理工具，能激发心理活动和行为的动机，既是心理活动的组织者，也是人际通信交流的重要手段。

情绪是人们的内在心理状态在情感方面的外在反应。用一个简单的公式来表达，情绪=内在心理状态+外在生理反应。在生理方面，人体的肌肉、血管、内脏及内分泌腺，都随着情绪的波动而发生变化。这种变化以及表露出来的心理状态，就是情绪。如当情绪忧郁时，会因人体肌肉松弛而导致目光向下、垂头丧气、举步维艰、萎靡不振等，表现出内心苦闷的状态。若情绪愤怒时，则会使人体肌肉紧张而致横眉瞪眼、咬牙切齿、两手握拳、烦躁不安等，其内心则表露出气恼的状态。这就是说，情绪在人的外在行动上及内在心理上都有所表现。一般认为，在人与内、外环境的适应中，情绪往往起决定性作用。

情感和情绪的区别就在于：情感是指对行为目标的生理评价反应，而情绪是指对行为过程的生理评价反应。再以爱情举例来说，当我们产生爱情时是有目标的，我们的爱情是对相应目标的一种生理上的评价和体验，同时当我们随着爱情的追求这一行为过程的起伏波折我们又会产生各种各样的情绪。

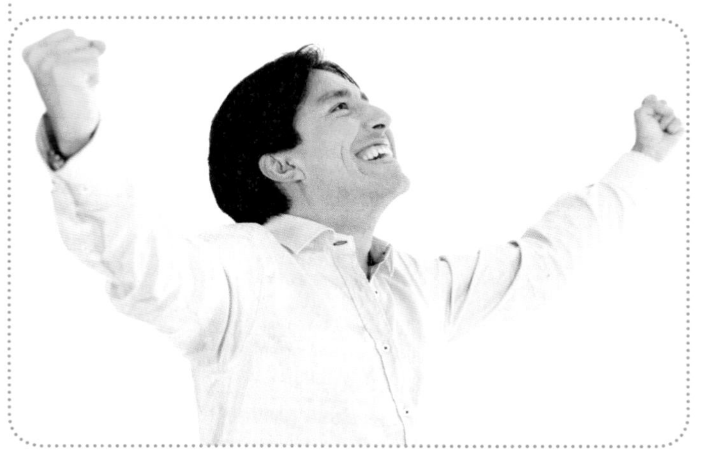

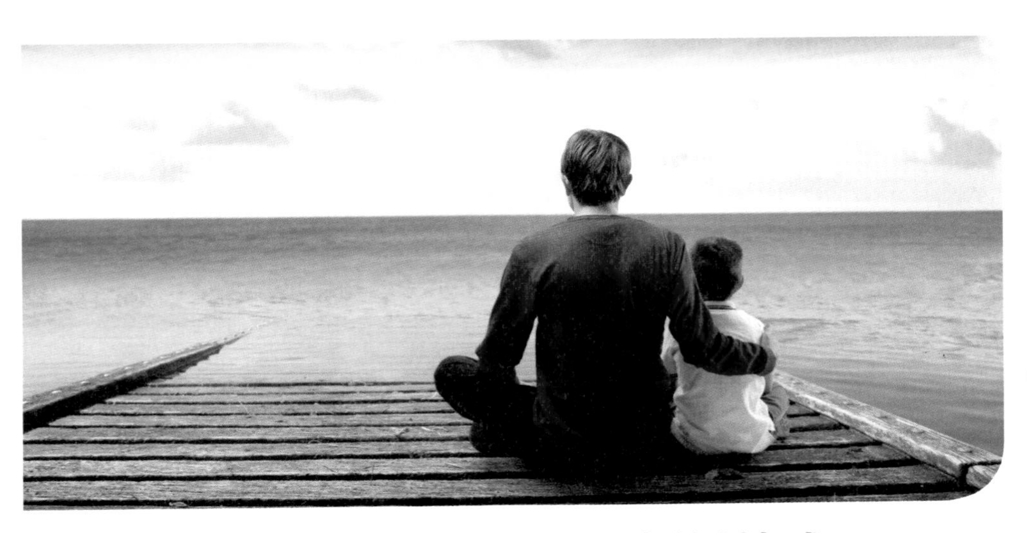

情感成熟的标志及培养——领悟情感

情感成熟指人在个人需要无论是否得到满足的情况下，能够自觉地调节情感使之适度的一种心理状态。如需要得到满足不狂喜，需要未满足不怒不卑等。情感成熟标志着人的心理是健康的。每个人要社会化就应该使自己“情有节”，陶冶情操，尽快成熟自己的情感。

赫洛克认为情感成熟包括四个方面：

(1) 能够保持健康 自己可以管理好自身的健康，长期不懈地坚持锻炼身体，有效防止因身体疲劳、睡眠不足、头痛、消化不良等疾病引起的情绪不稳。当有疾病时，具有战胜疾病的乐观心理。

(2) 能够控制环境 个人行为要受社会环境约束，克服想干什么就干什么我行我素的思维方式。个人利益不违背集体利益，个人行为要符合行为规范，不能出口伤人、脏话连篇、一触即溃、打架斗殴、小偷小摸等。

(3) 能够使紧张的情绪化解到无害的方面 人的情感是有两极性的。两极性情感会损害自身健康，而且消极性强的情感如愤怒、暴躁等还可能伤害他人。要增强对情绪的调控能力，化解和防止产生过度的情绪，转化被压抑的情绪，使情绪具有社会感、责任感。

(4)能够洞察理解社会 洞察和理解社会，可使人的智力不断增长，社会经验不断积累。社会不是以自我为中心，而是以大家为中心、以集体利益为中心的。洞察和理解社会，会使自我更加自律、更加宽容、更加融洽，情感更加成熟。

概言之，情感成熟就是要求心理成熟。它要求每位即将成人或已经成人的年轻人，告别在家靠父母、完全依赖父母的生活方式，逐渐进入社会，在社会风风雨雨的大课堂中摔打自己、锻炼自己，要在工作、学习、生活中学会自我管理甚至管理他人，组织建立家庭并教育好自己的子女，从社会的单一消费者成为社会的合格建设者、生产者。

社交中好的情感因素

在社会交往中，情感具有两极性，好的情感使人愉快，不好的情感能够损人。人们都希望表达或感受好的情感，那么使人产生好情感的因素有哪些呢？

(1)人们通常喜欢就近的人 人受社会活动圈的限制，“物理上的就近性”使人只能在周围寻找朋友，因为活动圈之外的人，遥远的人无缘结识。喜欢就近的人有长处也有不足，长处是能在周围很快寻找到朋友，这也是同学、同乡、同事为什么容易结为朋友的原因；不足是囿于交际空间，择友范围必然有限，影响了人的眼界，会使人觉得只有周围的朋友关系最好，如青年人失恋之后，往往感到十分痛苦，爱得死去活来，觉得天下再没有比她(他)更好的人。其实天涯何处无芳草，人到新的环境，“喜欢就近人”的原理，会使人很快寻得新的朋友。随着时间的推移，人的交往空间不断扩大，社会态度和观点的一致性更易使人成为朋友，同行之间语言、文字、思想上的交往，将突破狭小的活动圈，他们可以在国内，甚至也可在国外找到志同道合的朋友。

(2)好的性格能使人产生好感 心理学研究证明，性格是有好坏之分的，有些性格是人所欢迎的，有些性格则是人难以接受的。如女性温柔、体贴的性格，易让人产生好感。严于律己、坦诚待人的性格令人尊敬。如1912年辛亥革命期间，国家政局交替，高校经费困难，许多学校因此而停办，交通大学校长唐文治带头减薪一半，教工每年减薪两月，他与师生同甘苦，坚持办学，学校才免于关门夭折，赢得了师生的爱戴。安德森认为招人喜欢的性格有诚实、通情达理、可信赖等；令人讨厌的性格有不诚实、自私自利、卑鄙等。美国科学家富兰克林认为人的美德或好品格是：节制欲望、自我控制、少说废话、有条不紊、信心坚定、节约开支、勤奋努力、忠诚老实、待人公正、保持清洁、心胸开阔、慎言谨行、谦虚有礼等。

(3) 仪表堂堂的人受人喜欢 此种情感的产生来自晕轮效应，仪表堂堂的人讨异性喜欢，也使同性产生嫉妒。电视台节目主持人、警探片的探长等选用仪表美的男女角色作为搭档，便是为了迎合不同的人，增加节目、影片的吸引力。报载美国总统竞选，候选人要像演员一样设计演说镜头，并进行多次彩排录像，也是为了从仪表、风度上争取选票。美国社会心理学家沃尔斯特研究发现，如果通过看相片进行婚姻介绍，那么女子的相貌是男子决定是否约会的首要因素。喜欢仪表堂堂的人虽然在认识论上有明显的不足，但是审美感常使人不得不就范。

(4) 相似的情趣使交往双方易产生好感 所谓“酒逢知己千杯少，话不投机半句多”，“惺惺惜惺惺，英雄惜英雄”就是指彼此之间产生好感，来自趣味相投。实际交往中，如对绘画、音乐、电影、体育、旅游、收藏、文物等情趣一致时，或者政治观点、经济观点、学术见解相似时，彼此愉悦，就谈得拢、合得来；反之，对牛弹琴、无共同爱好，交往便无法持续。

(5) 对高度评价自己的人带有好感 人总是希望得到别人的肯定或赞赏，一旦受到别人赏识，得到高度评价，就会对评价者产生好感，甚至不惜用生命来回报。刘备三顾茅庐，诸葛亮为报知遇之恩，立下誓言“鞠躬尽瘁，死而后已”。燕太子丹尊荆轲为上卿，意在刺秦，荆轲临行时在易水边唱出“风萧萧兮易水寒，壮士一去兮不复还”的悲壮之歌，明知刺秦始皇会有什么结果，但仍义无反顾，要报知遇之恩，士为知己者死。

控制情绪——风雨不动安如山

情绪可以说是像天气一样的短暂性的表现。我们暂时可以通过产生当下情绪的因和果来改变我们的情绪。

（1）改变身体内外感受 情绪的产生伴随着身体的表现，它们之间是有连接关系的。所以，改变身体内外的表现也可以顺藤摸瓜般地对情绪产生作用。比如运动跑步，食疗养生。（在跑步的时候可以带动身体内外的状态，而那种状态是可以使人充满力量和气势的，从而覆盖、替代负面情绪。食疗养生方式的内部改变情绪的方法其实属于改变人的情感如同吃到喜欢的食物会使人觉得幸福高兴）。

（2）改变时间空间 既然周围的信息使我们产生了情绪，那就可以通过改变周围的信息来改变我们的情绪。如同换个城市工作，去公园感受花草等。因为情绪是相对情感而言短暂性的表现，所以一般通过当时的一些改变是可以变换情绪的。而如果一个人总体来看情感态度属于消极性和负面性的，那么还是要从根本上，长期性来改变。这就如同治标治本的概念一样，仅仅懂得改变情绪也许是不会改变人生的，如果能够从根本上改变情感态度，那么，情绪也就会得到很大的影响和改善。但对于现代中国社会的浮躁性而言，很多人都不注重了。

（3）还可以尝试“变换颜色” 不同的颜色可通过视觉影响人的内分泌系统，从而导致人体激素的增多或减少，使人的情绪发生变化。研究表明，红色使人心理活动活跃，黄色使人振奋，绿色缓解人的心理紧张，紫色使人感到压抑，灰色使人消沉，白色使人明快，咖啡色减轻人的寂寞感，淡蓝色给人以凉爽的感觉。英国伦敦有一座桥，原来是黑色的，每年都有人到这里投河自杀，后来将桥的颜色改为黄色，来此自杀的人数减少了一半。

情绪ABC——情绪之因

如果有人问你，你对自己的情绪负责吗？你可能说：情绪怎么能随便控制呢？有高兴事就乐，有伤心事就悲。这是人之常情嘛。

情绪ABC理论的创始者艾利斯认为：正是由于我们常有的一些不合理的信念才使我们产生情绪困扰。如果这些不合理的信念久而久之，还会引起情绪障碍。

情绪ABC理论中：A表示诱发性事件；B表示个体针对此诱发性事件产生的一些信念，即对这件事的一些看法、解释；C表示自己产生的情绪和行为的结果。

通常人们会认为诱发事件A直接导致了人的情绪和行为结果C，发生了什么事就引起了什么情绪体验。然而，你有没有发现同样一件事，对不同的人，会引起不同的情绪体验。同样是报考英语六级，结果两个人都没过，一个人无所谓，而另一个人却伤心欲绝。

为什么？就是诱发事件A与情绪、行为结果C之间还有个对诱发事件A的看法、解释——自我信念B在作怪。一个人可能认为：这次考试只是试一试，考不过也没关系，下次可以再来。另一个人可能说：我精心准备了那么长时间，竟然没过，是不是我太笨了，我还有什么用啊，人家会怎么评价我。于是，不同的B带来的C大相径庭。

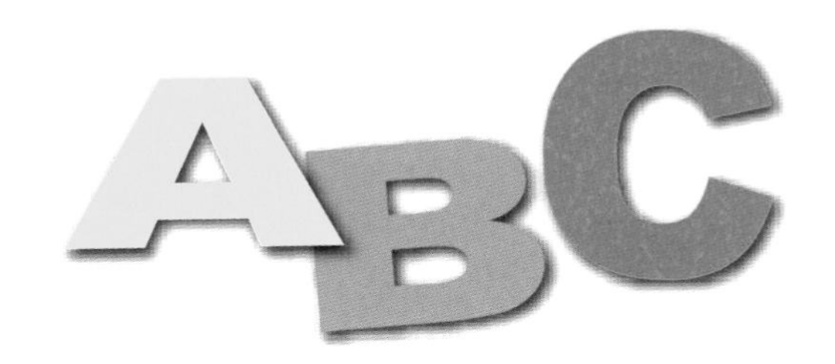

情绪理论

意志——理智自控

意志是人自觉地确定目的，并支配行动，克服困难，实现目的的心理过程。即人的思维过程见之于行动的心理过程。

有意识、有目的、有计划地调节和支配自己的行动的心理现象是人类特有的。其过程包括决定阶段和执行阶段。决定阶段指选择一个有重大意义的动机作为行动的目的，并确定达到该目的的方法。执行阶段即克服困难，坚定地把计划付诸实施的过程。意志的调节作用包括发动与预定目的相符的行动以及抑制与预定目的矛盾的愿望和行动两方面。

人的行动主要是有意识、有目的的行动。在从事各种实践活动时，通常总是根据对客观规律的认识，先在头脑里确定行动的目的，然后根据目的选择方法，组织行动，施加影响于客观现实，最后达到目的。例如有的学生进高等师范院校学习，立志从事教育事业，这首先要确定行动目的，然后根据这个目的克服各种困难。在这些行动过程中，不仅意识到自己的需要和目的，还以此调节自己的行动。意志就是在这样的实际行动中表现出来的。

有些人决策判断优柔寡断，工作计划杂乱无章，行为举止简单粗暴，情绪爆发难以自控，生活作风贪图享受，工作业绩不思进取，这些既不完全是智能方面的问题，也不完全是情感方面的问题，而是意志方面的问题。意志是一种特殊的、针对行为活动方面的情感，是人类独有的心理活动形式，它使人类具有高度的主动性和创造性，从而在根本上区别于其他低等动物。意志的品质特性就是意志在对人的行为驱动过程中所表现出的动力特性，它主要取决于主体的行为价值关系变化的动力特性，反映了人的行为价值的目的性、层次性、强度性、外在稳定性和内在稳定性、效能性、细致性等。

意志活动的五个阶段

(1) 价值目标的确立 人在某一时期内通常会有若干价值需要，并在大脑中形成相应的主观欲望，这些欲望的满足具体表现为某一种价值事物（如食物、金钱、地位或爱情）的获取或价值目标的实现，其生理机制是：某一种价值目标（或价值需要的目标物）在大脑皮层中所对应的兴奋灶得到锁定和激发。

(2) 整体规划的设计 人能够针对已经确定的价值目标，设计出一个整体规划，并对各个阶段、各个环节的工作进行安排。由于任何一个价值目标必须通过实施一系列的复杂行为来实现，每个阶段、每个环节的工作可以看作是一个复杂行为，这一系列的复杂行为可以看作是一个超复杂行为，因此整体规划的设计过程实际上就是一个超复杂行为的设计过程，具体而言，就是把多个复杂行为按照不同的结构方式进行排列组合，并计算出每一种排列组合的价值率，然后比较并选择出最大价值率的超复杂行为。其生理机制是：某一种价值目标在大脑皮层中相应区域的兴奋灶得到激发后，会使人产生强烈的情感体验，这个兴奋灶将对额叶区的若干复杂行为的兴奋灶产生强烈的吸引力，并使之按照一定的结构方式组合成一个新的兴奋灶群，组合的原则是尽可能使合成的兴奋强度达到极大值，从而使各个复杂行为能够协调一致，并产生具有极大值价值率的超复杂行为。这一过程往往会反复多次，然后，把多个具有极大值价值率的超复杂行为进行比较，最后来确定一个具有最大值价值率的超复杂行为作为实现这一价值目标的整体规划。

(3) 实施细则的制定 整体规划确定以后，对于每一个阶段、每一个环节的工作就需要进行具体安排，这就是实施细则的制定。对于构成超复杂行为的每一个具体的复杂行为，通常需要多个简单行为按照一定的结构方式来协调完成，因此实施细则的制定过程实际上就是每一个复杂行为的设计过程。具体而言，就是把多个简单行为按照不同的结构方式进行排列组合，并计算出每一种排列组合的价值率，然后进行比较，选择出具有最大价值率的复杂行为。其生理机制是：按照整体规划，某个阶段、某个环节所对应的某种复杂行为，在大脑皮层中相应区域的兴奋灶得到激发后，会使人产生强烈的情感体验。这个兴奋灶将对额叶区的若干简单行为的兴奋灶产生强烈的吸引力，并使之按照一定的结构方式组合成一个新的兴奋灶群，组合的原则是尽可能使合成的兴奋强度达到极大值，从而使各个简单行为能够协调一致，并产生具有极大值价值率的复杂行为。这一过程往往会反复多次，然后，把多个具有极大值价值率的复杂行为进行比较，最后来确定一个具有最大值价值率的复杂行为作为实现整体规划在某一个阶段、某一个环节工作的实施细则。

(4)具体行为的落实 实施细则确定以后，对于每一个具体行为需要进行落实。对于构成复杂行为的每一个具体的简单行为，通常需要多个本能动作(无条件反射或一级条件反射)按照一定的结构方式来协调完成，因此具体动作的落实过程实际上就是每一个简单行为的设计过程，具体而言，就是把多个本能行为按照不同的结构方式进行排列组合，并计算出每一种排列组合的价值率，然后进行比较，选择出具有最大价值率的简单行为。其生理机制是：按照实施细则，每一个简单行为在大脑皮层中相应区域的兴奋灶得到激发后，会使人产生强烈的情感体验，这个兴奋灶将对额叶区的若干本能行为的兴奋灶产生强烈的吸引力，并使之按照一定的结构方式组合成一个新的兴奋灶群，组合的原则是尽可能使合成的兴奋强度达到极大值，从而使各个本能行为能够协调一致，并产生具有极大值价值率的简单行为。这一过程往往会反复多次，然后，把多个具有极大值价值率的简单行为进行比较，最后来确定一个具有最大值价值率的简单行为作为实现实施细则的具体动作。

(5)意志动力特性的修正 人对于每个自身的行为动作(超复杂行为、复杂行为、简单行为和本能行为）都有一个意志，由于意志是人对其行为价值率高低的一种主观估计，因此必然存在着或多或少的误差，需要进行不断的修正。以复杂行为的修正为例，意志的修正程序是：人在实施某个复杂行为之前，总会对相关的所有简单行为的价值率进行分析，并在此基础上对整个复杂行为的价值率产生一个预测值，与人的中值价值率进行比较后，在人的大脑中形成了实施这个复杂行为的意志。在完成这个复杂行为后，人又会对其价值率的实际值与预测值进行对照，如果存在明显的差距，就会对其中一个或多个简单行为价值率的预测值或意志进行修正，修正的优先顺序是：先修正相对不熟悉的、新出现的或相对不明确的简单行为的意志；如果有两个以上不熟悉的简单行为，则先修正低价值层次的简单行为的意志；如果有两个以上不熟悉的低层次的简单行为，则先修正使用规模较大的简单行为的意志。

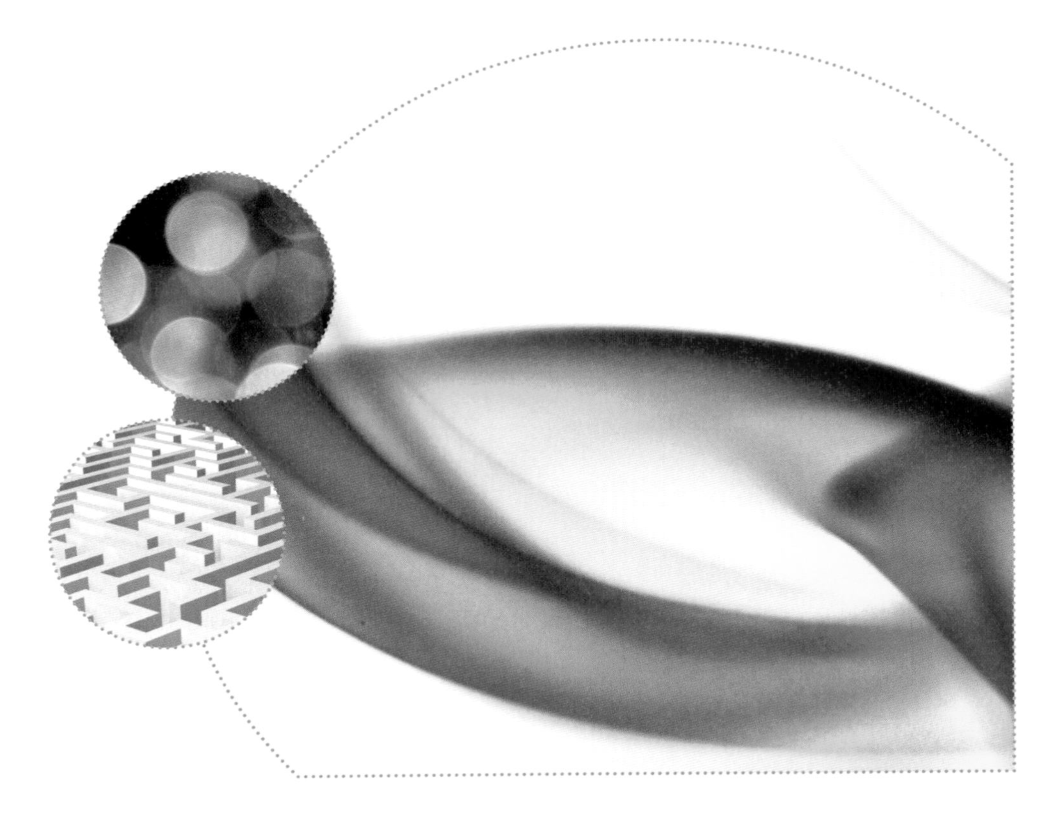

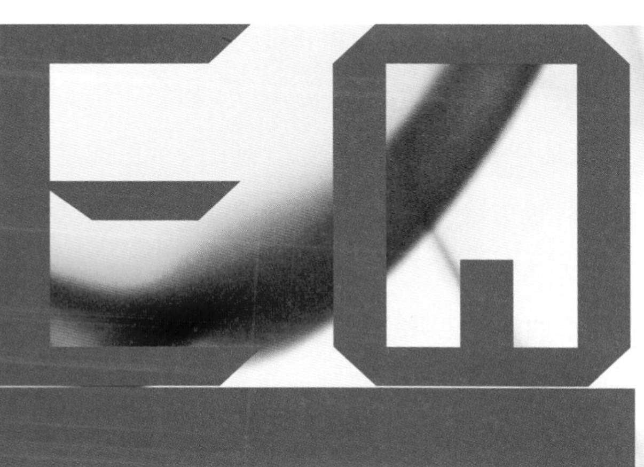

意志素质的评价标准——意商

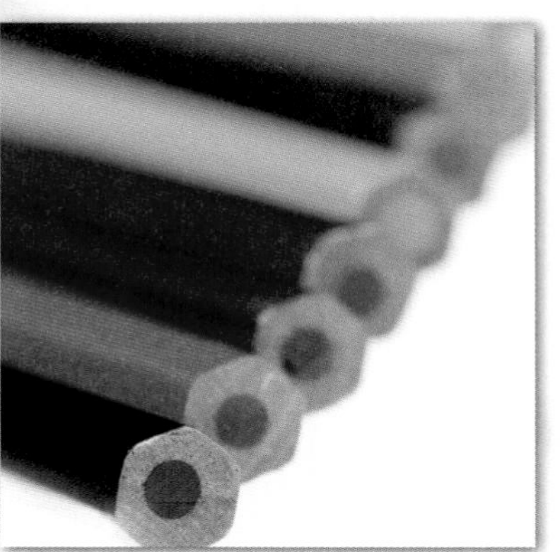

目前，人们普遍认为，在智力商数以外，只存在一个生命科学参照元素：情绪商数（即情商EQ）。情绪商数往往比智力商数更为重要。它决定着一个人的婚姻、事业及人际关系的成败。事实上，除了“智商”和“情商”外，还存在第三个相对独立的生命科学参照元素，这就是“意商”。它既不同于智商，也不同于情商。人的全部认识活动可分解为知、情、意三种相对独立的心理活动，人的综合心理素质也相应地分解为三种相对独立的心理素质：认知素质（或智力素质）、情感素质和意志素质，它们分别用以反映人对于事实关系、价值关系和实践关系的认识能力。

意志素质的高低取决于人对于实践关系的

主观反映，如设想、计划、方案、措施、毅力等与实际情况相吻合的程度。它包括意志的果断性、自觉性、自制性、坚韧性等，具体体现为形成创造性设想、准确性判断、果断性决策、周密性计划、灵活性方案、有效性措施、坚定性行为等方面的能力。意志的培养包括：形成积极坚定的世界观、人生观和信念；掌握科学的知识和技能，明确切实可行的学习目的；培养深厚坚定的情感；积极参加各种实践活动；发挥榜样的作用；加强自我锻炼；根据自己的个性特征进行意志锻炼。

人的意志素质可采用“意商”参量来描述，其大小取决于人的意志年龄与其实际年龄的比值。意商较高的人能够准确地、严格地控制自己各种活动的强度、稳定性、灵活性、发生频率或概率、牵涉范围、作用对象等，并准确地估算、全面地掌握、深刻地了解自己的活动可能产生的积极作用和消极作用，从而正确而果断地做出相应的行为决策，并有效地实施它。一个意商较高的人应既能顽强奋斗又能急流勇退，既有原则性又有灵活性，既有创造性又有继承性；他善于总结经验教训，不犯重复性错误；他善于中庸之道，既不犯左倾冒进的错误，也不犯右倾保守的错误；他能够保持其行为规范与道德准则的连续性和稳定性，在为人处世上做到不亢不卑、以身作则、言行一致、信守诺言；他办事利索、决策果断，有顽强的毅力和坚忍不拔的意志；他心胸宽阔、严于律己，有强烈的社会责任感和牺牲精神等。

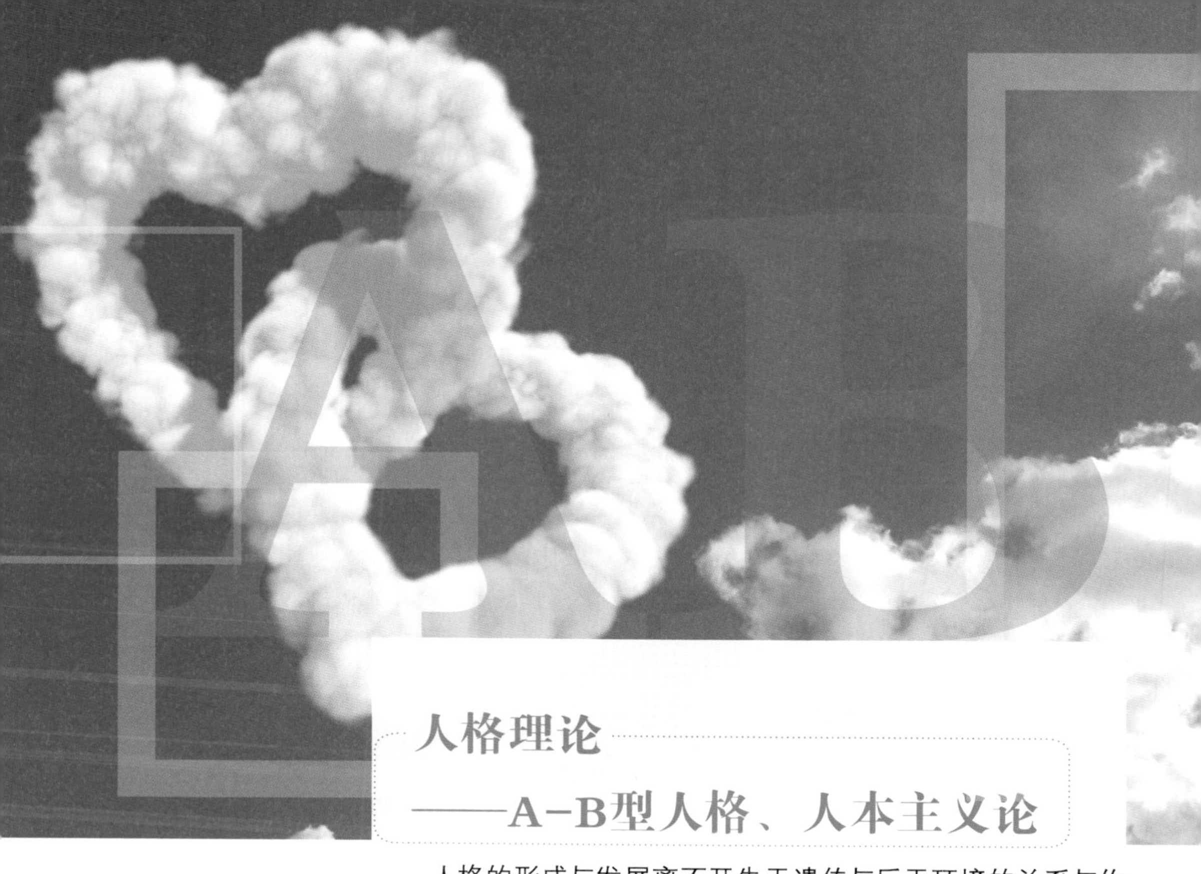

人格理论
——A-B型人格、人本主义论

人格的形成与发展离不开先天遗传与后天环境的关系与作用。心理学家们认为，人格是在遗传与环境的交互作用下逐渐形成并发展的，例如生物遗传因素、社会文化因素、家庭环境因素、早期童年经验、自然物理因素、学校教育因素。个体要达到自我实现的需要，关键在于自我结构与经验的协调一致，要具备经验的开放、协调的自我、客观正确的自我估价、无条件关注以及与人和睦相处五个心理素质特征。

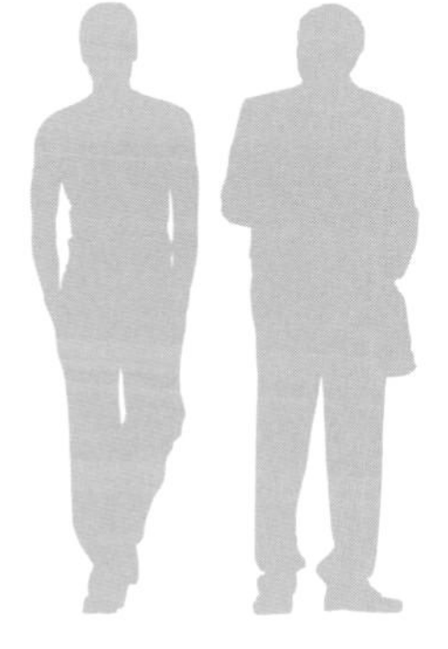

人格类型被用来描述一类人与另一类人的心理差异。有三种人格类型理论，即：单一类型理论、对立类型理论、多元类型理论。对立类型理论认为，人格类型包含了某一人格维度的两个相反的方向，A-B型人格是这一理论的代表。福利曼和罗斯曼描述了A-B人格类型。近年来，人们在研究人格和工作压力时，常使用这种人格类型。A型人格的主要特点是性情急躁，缺乏耐心，外向，动作敏捷，说话快，生活常处于紧张状态，社会适应性差，属于不安定型人格。具有这种人格的人易患冠心病。B型人格的主要特点是性情不温不火，举止稳当，对工作和生活满足感强，喜欢慢步调的生活节奏，属于安定型人格。

以马斯洛和罗杰斯为代表的人本主义论者提出了更为积极的人格理论。他们认为人是积极主动、追求自我实现的健全的机体，自我实现是人性的本质。人本主义提出人格的自我理论，包括自我观念、积极关注、自我和谐和自我实现四个要点。

自我观念是个体在其生活环境中对每一经验的评估及与环境相互作用中形成的。如果一个人的行为方式作用于环境事物，产生的直接经验与间接（评价性）经验相一致，就会顺利形成自我观念。否则，自我观念的形成就会遇到困难。积极关注就是个体希望别人以积极的态度支持自己，如果获得外界的积极关注越多，他的自我观念将会越来越明确，进而形成健康的人格。自我和谐是指一个人自我观念中没有自我冲突时的心理现象。反之，自我不和谐包括：直接经验与评价性经验之间的不和谐；理想自我与真实自我之间的不一致。改变自我不和谐的方法在于向当事人提供一个和谐环境，对他进行无条件的积极关注，使他在这种自然环境中促进对自我的积极探索，形成健康和谐的自我观念，发挥其实现自我的潜能。自我实现是指个体趋向完美、趋向实现、趋向自我的保持与提高的倾向，它是激发个体行为和发展的基本推动力。

人格的结构——本我、自我、超我

人格是构成一个人的思想、情感及行为的特有的统合模式。它具有独特性、稳定性、统合性、功能性。人格是一个复杂的结构系统，包括许多成分，其中主要有气质、性格、认知风格、自我调控等方面。自我调控是人格中的内控系统，具有自我认知、自我体验、自我控制三个子系统。

弗洛伊德将人格结构划分为三个层次：本我、自我、超我。

(1)本我 位于人格结构的最低层，是由先天的本能、欲望所组成的能量系统，包括各种生理需要。本我是无意识，非理性的。遵循快乐原则。

(2)自我 位于人格结构的中间层，从本我中分化出来的，其作用是调节本我和超我的矛盾。遵循现实原则。

(3)超我 位于人格结构的最高层。是道德化的自我。它的作用是：抑制本我的冲动；对自我进行监控；追求完善的境界。遵循道德原则。

本我、自我和超我这三部分相互影响，对个体行为产生不同的内部支配作用。其中本我是属于无意识的，自我和超我则一部分属于无意识，一部分属于有意识的。本我代表本能的力量，超我则是社会规范，两者从根本上讲是相互冲突的。自我的作用就是协调本我、现实和超我之间的关系，在遵循“现实”和“道德”的原则下，满足本我的要求。可见，自我要为三个对象服务，而本我和超我在无意识领域中的冲突不可避免。健全的本我就是能寻求到某种方式，把这种内心冲突降低到最低限度。如果自我功能减弱、人格的三部分失去平衡彼此就会相互冲突，则容易导致心理疾患的发生。

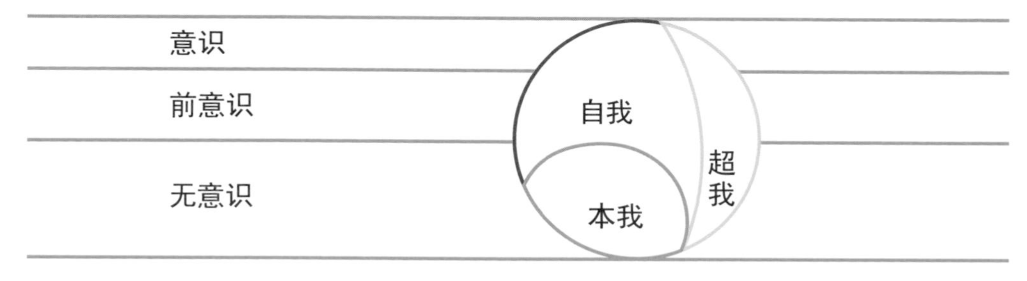

人格——鲜明的个性特征

高尔顿·奥尔波特曾说：人鲜明的特征是属于他个人的东西，从来不曾有一个人和他一样，也永远不会再有这样一个人。那么，什么是人格呢？人格也称个性，这一概念起源自古希腊语persona，最初指古希腊戏剧演员在舞台演出时所戴的面具，类似京剧中的脸谱，而后指演员本人，一个具有特殊性质的人。现代心理学的人格包含两个意思：一是指一个人在人生舞台上所表现的种种言行，人遵从社会文化习俗的要求而做出的反应，即人格所具有的“外壳”，就像舞台上根据角色的要求而戴的面具，反映出一个人外在表现。二是指一个人由于某种原因不愿展现的人格成分，即面具后的真实自我，这是人格的内在特征，它可能和外在的面具截然不同。

人格定义为稳定的行为方式和发生在个体身上的人际过程。然而，心理学家发现人格是存在于文化背景中的，多数的北欧国家和美国在内的个体主义文化强调个人的需要和成就，生活在这种文化中的人倾向于把自己看作独立的、独特的人。而生活在亚洲、非洲、中南美洲这样集体主义文化国家的人则倾向于把自己归属于一个较大的群体，如家庭、宗教或国家。那里的人们对合作的兴趣胜过对竞争的兴趣，他们从群体中获得的满足，胜过从个人成就中获得的满足。

在心理学上，由于心理学家各自的研究取向不同，对人格的看法也有很大差异。人格是构成一个人的思想，情感及行为的特有统合模式。这个独特模式包含了一个人区别于他人的，稳定而统一的心理品质。关于心理学中人格的定义，比较流行的是：所谓人格，是指一个人在社会化过程中形成和发展的思想、情感及行为的特有统合模式，这个模式包括了个体独具的、有别于他人的、稳定而统一的各种特质或特点的总体。

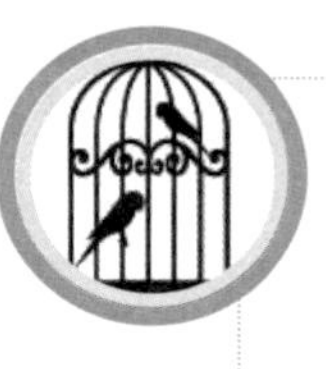

有趣的心理学效应

鸟笼逻辑

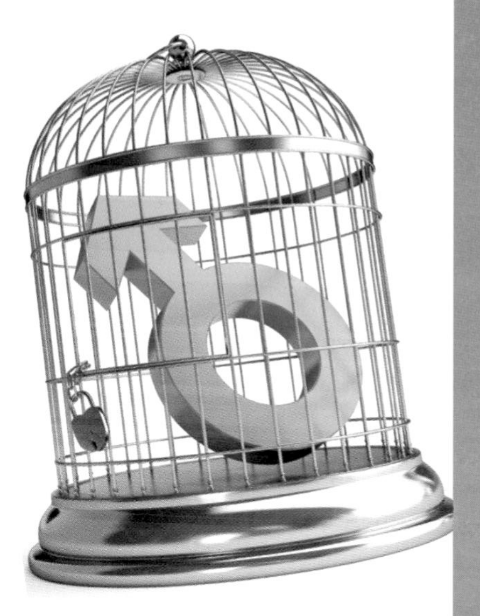

挂一个漂亮的鸟笼在房间里最显眼的地方，过不了几天，主人一定会选择：把鸟笼扔掉，或者买一只鸟回来放在鸟笼里。这就是鸟笼逻辑。过程很简单，设想你是这房间的主人，只要有人走进房间，看到鸟笼，就会忍不住问你："鸟呢？是不是死了？"当你回答："我从来都没有养过鸟。"人们会问："那么，你要一个鸟笼干什么？"最后你不得不二选一，因为这比无休止的解释要容易得多。鸟笼逻辑的原因很简单：人们绝大部分的时候是采取惯性思维。所以，在生活和工作中培养逻辑思维是多么重要。

破窗效应

在心理学的研究上有个现象叫作“破窗效应”。就是说，一个房子如果窗户破了，没有人去修补，隔不久，其他的窗户也会莫名其妙地被人打破；一面墙，如果出现一些涂鸦没有清洗掉，很快的墙上就布满了乱七八糟、不堪入目的东西。一个很干净的地方，人会不好意思丢垃圾，但是一旦地上有垃圾出现之后，人就会毫不犹疑地跟着扔垃圾，这真是很奇怪的现象。

心理学家研究的就是这个“引爆点”，地上究竟要有多脏，人们才会觉得反正这么脏，再脏一点无所谓；情况究竟要坏到什么程度，人们才会自暴自弃，让它烂到底。

任何坏事，如果在开始时没有阻拦掉，形成风气，改也改不掉，就好像河堤，一个小缺口没有及时修补，可以崩坝，造成千百万倍的损失。

帕金森定律

英国著名历史学家诺斯古德·帕金森通过长期调查研究，写出一本名叫《帕金森定律》的书。他在书中阐述了机构人员膨胀的原因及后果，一个不称职的官员，可能有三条出路：第一是申请退职，把位子让给能干的人；第二是让一位能干的人来协助自己工作；第三是任用两个水平比自己更低的人当助手。这第一条路是万万走不得的，因为那样会丧失许多权利；第二条路也不能走，因为那个能干的人会成为自己的对手；看来只有第三条路最适宜。于是，两个平庸的助手分担了他的工作，他自己则高高在上发号施令，他们不会对自己的权力构成威胁。两个助手既然无能，他们就上行下效，再为自己找两个更加无能的助手。以此类推，就形成了一个机构臃肿，人浮于事，相互扯皮，效率低下的领导体系。

责任分散效应

1964年美国纽约郊外某公寓前，一位年轻女子在结束酒吧间工作回家的路上遇刺。当她绝望地喊叫："有人要杀人啦!救命!救命!"听到喊叫声，附近住户亮起了灯，打开了窗户，凶手吓跑了。当一切恢复平静后，凶手又返回作案。当她又叫喊时，附近的住户又打开了电灯，凶手又逃跑了。当她认为已经无事，回到自己家上楼时，凶手又一次出现在她面前，并将她杀死在楼梯上。在这个过程中，尽管她大声呼救，邻居中至少有38位到窗前观看，但无一人来救她，甚至无一人打电话报警。这件事引起纽约社会的轰动，也引起了社会心理学工作者的重视和思考。人们把这种众多的旁观者见死不救的现象称为责任分散效应。

对于责任分散效应形成的原因，心理学家进行了大量的实验和调查，结果发现：这种现象不能仅仅说是众人的冷酷无情，或道德日益沦丧的表现。因为在不同的场合，人们的援助行为确实是不同的。当一个人遇到紧急情境时，如果只有他一个人能提供帮助，他会清醒地意识到自己的责任，对受难者给予帮助。如果他见死不救会产生罪恶感、内疚感，这需要付出很高的心理代价。而如果有许多人在场的话，帮助求助者的责任就由大家来分担，造成责任分散，每个人分担的责任很少，旁观者甚至可能连他自己的那一份责任也意识不到，从而产生一种"我不去救，由别人去救"的心理，造成"集体冷漠"的局面。

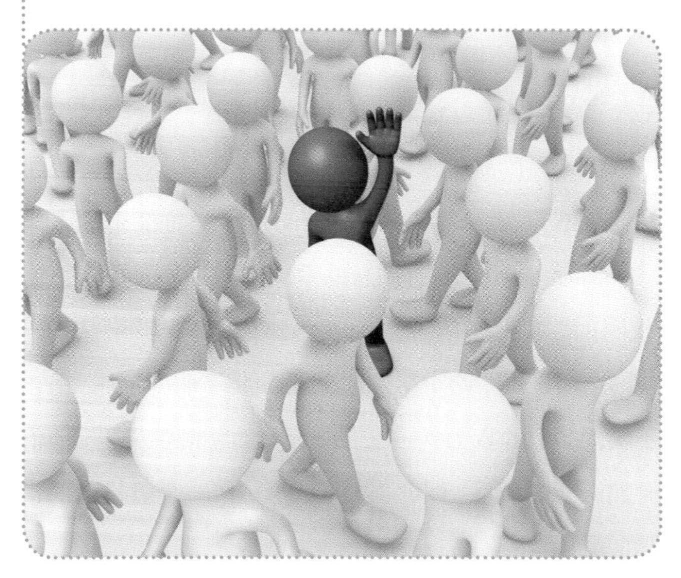

晕轮效应

俄国著名的大文豪普希金曾因晕轮效应的作用吃了大苦头。他狂热地爱上了被称为“莫斯科第一美人”的娜坦丽，并且和她结了婚。娜坦丽容貌惊人，但与普希金志不同道不合。当普希金每次把写好的诗读给她听时，她总是捂着耳朵说：“不要听！不要听！”相反，她总是要普希金陪她游乐，出席一些豪华的晚会、舞会。普希金为此丢下创作，弄得债台高筑，最后还为她决斗而死，使一颗文学巨星过早地陨落。在普希金看来，一个漂亮的女人也必然有非凡的智慧和高贵的品格，然而事实并非如此，这种现象被称为晕轮效应。

所谓晕轮效应，就是在人际交往中，人身上表现出的某一方面的特征，掩盖了其他特征，从而造成人际认知的障碍。在日常生活中，“晕轮效应”往往在悄悄地影响着我们对别人的认知和评价。比如有的老年人对青年人的个别缺点，或衣着打扮、生活习惯看不顺眼，就认为他们一定没出息；有的青年人由于倾慕朋友的某一可爱之处，就会把他看得处处可爱，真所谓“一俊遮百丑”。

晕轮效应是一种以偏概全的主观心理臆测，其错误在于：第一，它容易抓住事物的个别特征，习惯以个别推及一般，就像盲人摸象一样，以点代面；第二，它把并无内在联系的一些个性或外貌特征联系在一起，断言有这种特征必然会有另一种特征；第三，它说好就全都肯定，说坏就全部否定，这是一种受主观偏见支配的绝对化倾向。总之，晕轮效应是人际交往中对人的心理影响很大的认知障碍，我们在交往中要尽量地避免和克服晕轮效应的副作用。

霍桑效应

心理学上的一种实验者效应。20世纪20~30年代，美国研究人员在芝加哥西方电力公司霍桑工厂进行的工作条件、社会因素和生产效益关系实验中发现了实验者效应，称霍桑效应。

实验的第一阶段是对从1924年11月开始的工作条件和生产效益的关系进行研究，设为实验组和控制组。结果不管增加或控制照明度，实验组产量都上升，而且照明度不变的控制组产量也增加。另外，对工资报酬、工间休息时间、每日工作长度和每周工作天数等因素进行调整，也看不出这些工作条件对生产效益有何直接影响。第二阶段的试验是由美国哈佛大学教授梅奥领导的，着重研究社会因素与生产效率的关系，结果发现生产效率的提高主要是由于被实验者在精神方面发生了巨大的变化。参加试验的工人被置于专门的实验室并由研究人员领导，其社会状况发生了变化，受到各方面的关注，从而形成了参与试验的感觉，觉得自己是公司中重要的一部分，从而使工人从社会角度方面被激励，促进产量上升。

这个效应告诉我们，当同学或自己受到公众的关注时，学习和交往的效率就会大大增加。因此，我们在日常生活中要学会与他人友好相处，明白什么样的行为才是同学和老师所接受和赞赏的，我们只有在生活和学习中不断地增加自己的良好行为，才可能受到更多人的关注和赞赏，也才可能让我们的学习不断进步，充满自信！

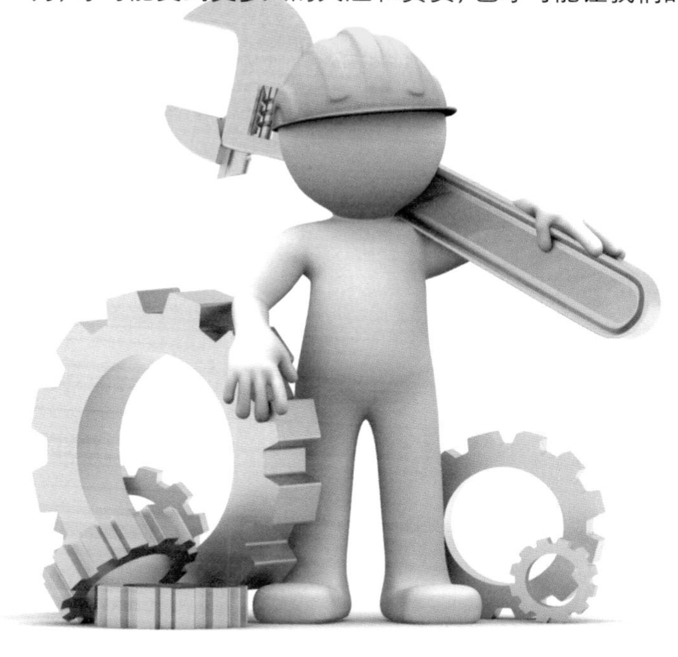

习得性无助实验

习得性无助效应最早由奥弗米尔和西里格曼发现，后来在动物和人类研究中被广泛探讨。简单地说，很多实验表明，经过训练，狗可以越过屏障或从事其他的行为来逃避实验者加于它的电击。但是，如果狗以前受到不可预期（不知道什么时候到来）且不可控制的电击（如电击的中断与否不依赖于狗的行为），当狗后来有机会逃离电击时，它们也变得无力逃离。而且，狗还会表现出其他方面的缺陷，如沮丧和压抑，主动性降低等。

狗之所以表现出这种状况，是在实验的早期学到了一种无助感。也就是说，它们认识到自己无论做什么都不能控制局面。

人如果产生了习得性无助，就会背负一种深深的绝望和悲哀。因此，人们在学习和生活中应把眼光再放开阔一点，看到事件背后的真正的决定因素，不要使自己陷入绝望。

虚假同感偏差

我们通常都会相信，我们的爱好与大多数人是一样的。如果你喜欢玩电脑游戏，那么就有可能高估喜欢电脑游戏的人数。你也通常会高估给自己喜欢的同学投票的人数，高估自己在群体中的威信与领导能力等。你的这种高估与你的行为及态度有相同特点的人数的倾向性就叫作“虚假同感偏差”。有些因素会影响你的这种虚假同感偏差强度：①当外部的归因强于内部归因时。②当前的行为或事件对某人非常重要时。③当你对自己的观点非常确定或坚信时。④当你的地位或正常生活和学习受到某种威胁时。⑤当涉及某种积极的品质或个性时。⑥当你将其他人看成与自己是相似时。

证人的记忆

证人，在我们的认识里，通常都是提供一些客观证据的人，就是把自己亲眼看到、亲耳听到的东西如实地讲出来的人。然而，心理学研究证明，很多证人提供的证词都不太准确，或者说是具有个人倾向性，带着个人的观点和意识。

证人对他们的证词的信心并不能决定证词的准确性，这一研究结果令人感到惊讶。心理学家珀费可特和豪林斯决定对这一结论进行更深入的研究。为了考察证人的证词是否有特别的东西，他们将证人的记忆与对一般知识的记忆进行了比较。

他们让被试者看一段录像，是关于一个女孩被绑架的案件。第二天，让被试者回答一些有关录像里内容的问题，并要求他们说出对自己回答的信心程度，然后做再认记忆测验。接下来，使用同样的方法，内容是从百科全书和通俗读物中选出的一般知识问题。

和以前发生的一样，珀费可特和豪林斯发现，在证人回忆的精确性上，那些对自己的回答信心十足的人实际上并不比那些没信心的人更高明，但对于一般知识来说，情况就不是这样，信心高的人回忆成绩比信心不足的人好得多。

人们对于自己在一般知识上的优势与弱势有自知之明。因此，倾向于修改他们对于信心量表的测验结果。一般知识是一个数据库，在个体之间是共享的，它有公认的正确答案，被试者可以自己去衡量。例如，人们会知道自己在体育问题上是否比别人更好或更差一点。但是，目击的事件不受这种自知之明的影响。例如，从总体上讲，他们不大可能知道自己比别人在记忆事件中的参与者头发颜色方面更好或更差。

罗森塔尔效应

美国心理学家罗森塔尔等人于1968年做过一个著名实验。他们到一所小学，在一至六年级各选三个班的学生进行煞有介事的“预测未来发展的测验”，然后实验者将认为有“优异发展可能”的学生名单通知教师。其实，这个名单并不是根据测验结果确定的，而是随机抽取的。它是以“权威性的谎言”暗示教师，从而调动了教师对名单上的学生的某种期待心理。8个月后，再次智能测验的结果发现，名单上的学生的成绩普遍提高，教师也给了他们良好的品行评语。这个实验取得了奇迹般的效果，人们把这种通过教师对学生心理的潜移默化的影响，从而使学生取得教师所期望的进步的现象，称为“罗森塔尔效应”，习惯上也称为皮格马利翁效应（皮格马利翁是古希腊神话中塞浦路斯国王。他对一尊少女塑像产生了爱慕之情。他的热望最终使这尊雕像变为一个真人，两人相爱结合）。

教育实践也表明：如果教师喜爱某些学生，对他们会抱有较高期望。经过一段时间，这些学生感受到教师的关怀、爱护和鼓励，常常以积极态度对待老师、对待学习以及对待自己的行为。学生更加自尊、自信、自爱、自强，诱发出一种积极向上的激情。这些学生常常会取得老师所期望的进步。相反，那些受到老师忽视、歧视的学生，久而久之会从教师的言谈、举止、表情中感受到教师的“偏心”，也会以消极的态度对待老师、对待自己的学习，不理会或拒绝听从老师的要求。尽管有些例外，但大趋势却是如此，同时这也给教师敲响了警钟。

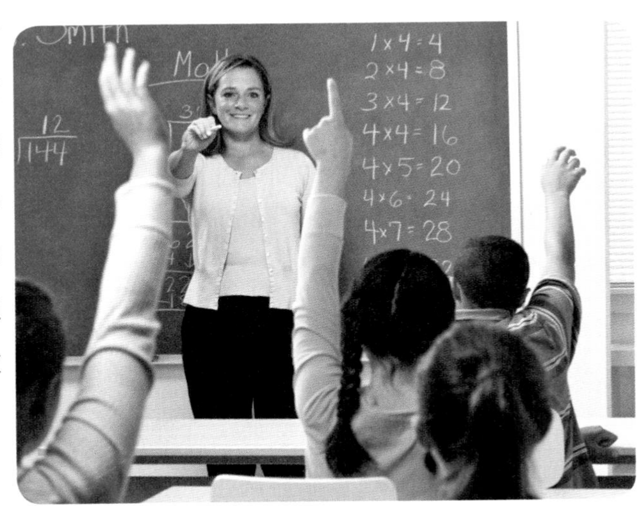

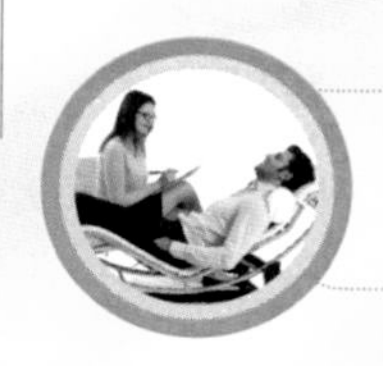

心理健康小课堂

心理年龄——身心成长不同步

所谓心理年龄，是指一个人某一年龄阶段所显示出来的心理状况或水平。它与一个人的实际年龄的关系往往有几种情况。①心理状况与实际年龄基本符合，即该年龄应当显示出如此的心理水平。两龄基本一致者，其心理健康水平一般。②心理年龄低于实际年龄。处于此种情况的人，其心理健康水平较高，但这种“低”在一定范围内才是好的。如果过“低”，则并非心理健康的表现。③心理年龄高于实际年龄。处于此种情况的人，其心理健康水平较差，且心理年龄愈“高”则心理健康状况愈差。由上可见，一个人为了增进与保持心理健康，就必须了解自己的心理年龄，以便针对实际情况，采取相应对策。

心理健康的因素——心身互动促健康

人的健康与疾病。既受自然界生物学规律的影响，同时也受心理学和社会学规律的影响。现代科学研究的大量资料表明，人体的生理、生化改变固然能影响人心理活动，同样，人的心理活动变化，也能影响人体的生理、生化的变化。比如，极端的担忧、恐惧和焦虑可使人头发变白，便是由于严重的动机冲突和极度的情绪紧张造成的结果。科学研究发现，当人的情绪愉快时，胃黏膜分泌与血管充盈均增加，胃壁运动也明显增强；而当情绪悲伤、自责和沮丧时，则胃黏膜苍白，胃蠕动减慢，分泌明显减少。

心理因素对人的心身健康的影响是多方面的，也是非常复杂的。一般地说，积极、良好的心理因素能够有效地促进人的心身健康；反之，消极、不良的心理因素则损害人的心身健康。

心理健康的涵义——身体、心理、社会行为和道德

1989年世界卫生组织提出了21世纪健康新概念："健康不仅是没有疾病，而且包括躯体健康、心理健康、社会适应良好和道德健康。"在这一新概念中，21世纪人类的健康是生理的、心理的、社会适应与道德健康的完美结合。那么，心理健康的涵义究竟是什么？从广义上讲，心理健康是指一种高效而满意的、持续的心理状态；从狭义上讲，心理健康是指生活在一定的社会环境中的个体，在高级神经功能正常的情况下，智力正常、情绪稳定、行为适度，具有协调关系和适应环境的能力及性格。具体地说，心理健康包含有生理、心理、社会行为和道德四个方面的意义。

从生理上看，心理健康的个人其身体状况特别是中枢神经系统应当是没有疾病的，其功能应在正常范围之内，没有不健康的体质遗传。从心理上看，心理健康的人对自我必然持肯定的态度，能自我认知，明确认识自己的潜能、优点和缺点，并发展自我；其认知系统和环境适应系统能保持正常、有效的运作；在发展自我的同时融洽的人际关系也得到发展；现实中的自

我既能顾及生理需求又能顾及社会道德的要求，能面对现实问题，积极调适，有良好的心理适应能力。从社会行为上看，心理健康的人能有效地适应社会环境，能妥善地处理人际关系，其行为符合生活环境中文化的常规而不离奇古怪，所扮演的角色符合社会要求，与社会保持良好的接触，并能为社会作出贡献。从道德上看，健康的心理与人的思想品德的关系十分密切，而这种关系集中体现在健康人格与思想品德的相互联系之中。

当然，心理健康并不是一种固定的状态，而是一种不断发展的过程。心理健康也不是指对任何事物都能愉快地接受，而是指在对待环境和问题冲突的反应上，能更多地表现出积极的适应倾向。另外，一个心理健康的人，不仅要对社会有良好的适应性，还要有推进社会发展的创造性，这也是心理健康的基本标志。

心理健康的标准——东西视角齐争鸣

关于心理健康的标准，著名心理学家马斯洛列举了心理健康者的九条标准，即：充分的安全感；充分了解自己，并对自己的能力作适当的估计；生活的目标切合实际与现实环境保持接触；能保持人格的完整与和谐；具有从经验中学习的能力；能保持良好的人际关系；适度的情绪表达及控制能力；在不违背团体的要求下，能做有限的个性发展；在不违背社会规范之下，对个人的基本需求能做恰如其分的满足。

我国学者吴靖认为，心理健康的人，应具备五个条件：①积极向上，有自信心、自尊心、进取心，能正确认识现实，能适应环境的变化并有改造环境的能力。②有独立性、自觉性，能够以旺盛的精力发挥自己的智慧和能力去学习和工作，并获得成就。③乐于交往，能以积极的态度(如尊敬、信任、谦让、喜悦、诚挚等)与人相处，保持和发展融洽互助的关系。④能正确认识和评价自己，发扬优点，克服缺点，使自己的学识、品格向高水平发展。⑤心理活动完整、协调，能避免由于各种心理因素(如过度紧张或焦虑等)而产生病态症状。

综合国内外学者的观点，我们认为心理健康的标准主要有以下几个方面：①智力正常、意志健全。智力是指认识方面的各种能力。正常的智力是人们从事生活、学习、工作和劳动的最基本的心理条件。意志是自觉确定目的，支配自己克服困难去实现目的的心理过程。意志健全的主要标志是行为的自觉性、果断性和意志的顽强性。②对自我恰当认识。一个心理健康的人，自我意识明确，能够正确地看待自己和别人，了解自己的长处与短处，并对自己的能力、性格和优点都能作出恰当客观的评价。③对现实环境的良好适应。每个人都生活在时间维度上：从过去经现在，走向未来。心理健康的人，能面对现实的生活，而不会沉湎于过去或陷入不切实际的幻想之中。他能吸取过去的经验，针对现实，策划未来。他既能重视现在，也能预见即将面临的问题和困难，并事先设法加以解决，权衡过去、现在、未来的关系，以提高自己的生活质量。④能与他人建立和谐的人际关系。心理健康的人，在社会和集体中总是善于和他人交往，并能和多数人建立良好的人际关系；在和他人的交往中，能接纳自我并接受他人，对集体具有一种休戚相关、荣辱与共的情感；在与他人相处时，积极的态度(如尊敬、信任、喜悦等)多于消极的态度(如嫉妒、怀疑、憎恶等)；在和他人交往时，感到舒服自在、安全可靠。⑤热爱生活，乐于学习和工作。心理健康的人能珍惜和热爱生活，积极投身于生活之中，并享受人生的乐趣。他们乐于学习，积极工作，在学习和工作中施展才能，并从学习和工作的成果中获得满足和激励。⑥情绪乐观并能自控。心理健康的人既有适度的情绪表现，如能体验到各种情绪，喜、怒、哀、惧、美感、理智感、内疚感、羞耻感等，又不为情绪所左右而言行失调。⑦具有健全的人格。心理健康的人，其人格结构（气质、能力、性格和理想、信念、动机、兴趣、人生观等）能平衡发展。人格作为整体的精神风貌能够完整、协调、和谐地表现出来；思考问题的方式是适中的和合理的，待人接物能采取恰当灵活的态度，对外界的刺激不会有偏颇的情绪和行为反应，能够与社会的步调合拍，也能和集体融为一体。

心理健康的特点——身心协调

心理健康的基本要求是心理各个方面的均衡发展，是个人与社会的协调，最终形成完整统一的人格品质。因此，正确理解和运用心理健康的标准应注意心理健康的特点：

① 心理健康的状态具有相对性

一个人是否心理健康与一个人是否有不健康的心理行为，并非完全是一回事。心理不健康是指一种持续的不良状态。偶尔出现一些不健康的心理和行为并不等于心理不健康，更不等于已患心理疾病。因此，不能只看一时一事就简单地对自己或他人作出结论。假如有这样一个情景：一位大学生，平时性格开朗，活泼大方，可近几个星期以来，他变得抑郁寡欢，常常神思恍惚，以致学习成绩一落千丈，还常常半夜哭醒。他精神失常了吗？如果告诉你，不久前他相恋多年的女友不幸因车祸丧生，你又会怎样认为？由此，我们可以看出，人的心理健康具有相对性，与人们所处的时代、环境、年龄、文化背景等方面的因素有关，所以不能仅仅从一种行为或者一种偶然的行为来判断他人或自己心理是否健康。

② 心理健康的状态具有连续性

人的心理健康水平可分为不同的等级。“心理健康”与“心理不健康”不是泾渭分明的对立面，而是一种连续或交叉的状态。从良好的心理健康状态到严重的心理疾病之间有一个广阔的过渡带，是渐进的、连续的。在许多情况下，异常心理与正常心理，变态心理与常态心理之间没有绝对的界限，只是程度的差异。

③ 心理健康的状态具有可逆性

如果我们不注意心理保健，经常出现不良的心理状态，那么心理健康水平就会下降，甚至出现心理变态或心理疾病；反过来，如果心理有了困扰或出现失衡时，学会及时自我调整和寻求心理咨询的帮助，就会很快解除烦恼，恢复健康的心理。

④ 心理健康的状态具有动态性

心理健康的状态不是静止不变的，而是一个动态发展过程。心理健康的水平会随个人的成长、经验的积累、环境的改变，以及自我保健意识的发展而发展变化。

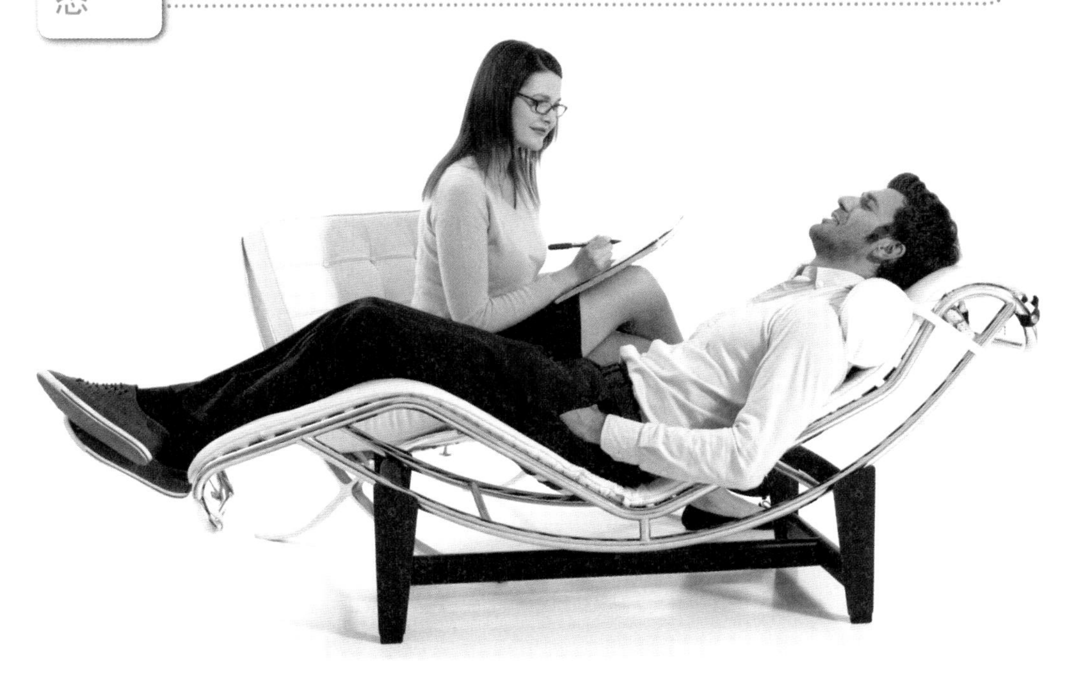

心理健康——“六表现”

（1）健康的人格表现　21世纪的心理健康要求一个人人格完善，自我意识、自我评价客观准确，智能良好，情感健全，意志坚定。所谓人格完善，是说一个人拥有与人类社会民主进步总趋势协调一致的情感、理想、兴趣、动机以及需要等。并且，所有这些人格倾向性与自己的气质、能力、性格等人格心理特征组成和谐的整体并得到全面发展；能有效适应社会生活环境的变化及自己身心的发展，完全发挥自己身心的最大潜能。积极为社会创造物质文明和精神文明财富。个人在社会大环境和小环境中找准自己的位置，认清自己的人生目标，清醒地认识到自己的能力与不足，才能与他人建立起和谐的人际关系。

（2）健康的智能表现　高科技时代的竞争，优秀的智能是重要的前提。心理健康的良好智能表现为感知敏锐，反应迅捷；观察全面详细又准确，并持久保持思维敏捷流畅、推理逻辑严密；想象丰富生动；富有创造性；接受新事物快，善于学习；独立思考，见解创新；长于综合，精于分析；心灵手巧，善于解决问题，勇于创造新事物。现代文明的进化推动了人类智能的突飞猛进，新世纪对人类智能的要求将达到前所未有的高度。

（3）健康的情绪、情感表现　仅有高智商并不能保证事业成功、人生幸福。高科技时代的今天，高速度、快节奏、多变化给人带来更加强烈的情绪冲击。各种冲突、矛盾比以往任何年代更普遍、更尖锐，因而要求情感更加健全。情感健全表现为：情绪稳定、交往适度、愉悦开朗。一个热爱生活、朝气蓬勃、热情乐观、自尊自信的人，能准确把握和调控自己的情绪表现，保持平和心境；既不狂躁暴怒，也不自我压抑、自我封闭，而是宣泄流畅、善于沟通交流；既善于依据环境的不同，适时、适地、适度地表达出自己的喜怒哀乐，同时又敏于感受和理解周围环境中他人的情绪变化，并做出恰当反馈，具有高度的移情能力。健全的情感和健康的情绪既能获得社会的理解、支持与认可，又能促进人际间的亲近、亲密与亲情。人生因此而坚实温情、丰富多彩，并促进着事业的成功和发达。

(4) 健康的意志表现　21世纪对人的意志品质提出了崭新的更高的要求，一个心理健康的人意志坚强。首先表现在：具有高度的公民责任感义务感，敢于承诺，对自己对社会认真负责，言必信，行必果。意志坚强的人能自觉地锁定自己的追求目标，并根据这一目标做出正确选择，不轻率盲目亦不优柔寡断，遇到困难挫折不退缩不冲动，采用有效的方式方法，坚持始终、坚韧不拔，不达目标誓不休，直至成功完成任务。意志坚强的人总是有目的地、有计划地完成各种学习、劳动乃至休闲活动，显示出自觉性、果断性、顽强性、自制性。

(5) 良好的社会适应表现　人是社会的人，生活在由个体组成的联合群体中。社会适应良好是现代人社会生存的基础。如果个体不被群体接纳、个体与社会隔绝或是对抗不仅是个体的不幸甚至可能遭致毁灭，同时也会破坏社会的安定并给社会带来灾难。健康的人与社会确实保持密切联系，发展着稳定而确切的人际交流交往，拥有和谐的人际关系，宽容大度，却又不人云亦云、随波逐流。

(6) 保持着自身人格的独立和完整　社会适应良好的人在现实生活中合理满足自身身心发展的物质需要与精神需要，不断调适和更新自己的思想观念与行为方式，与人类社会民主进步的总趋势同步发展；勇于接受时代前进的挑战，适应社会环境的变化发展并能积极作用于周围环境，改造和创造更有利于身心发展的健康环境；积极为社会贡献自己的聪明才智，积极投入创造精神文明与物质文明的社会生产劳动中。具体来说社会适应性可表现在以下三个方面：具备适应各种自然环境的能力；具备人际关系的适应能力；具备独立的生活能力。

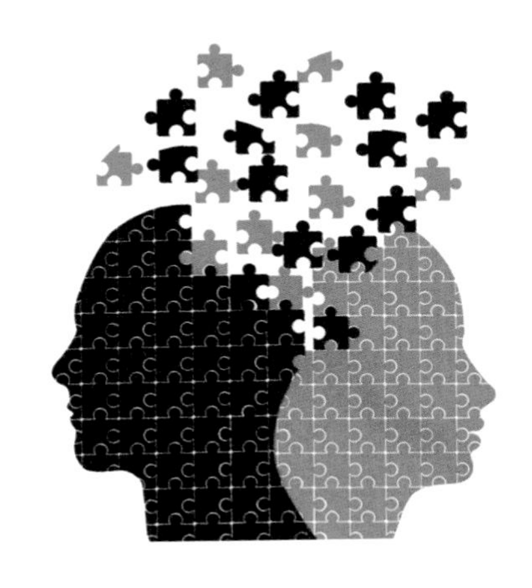

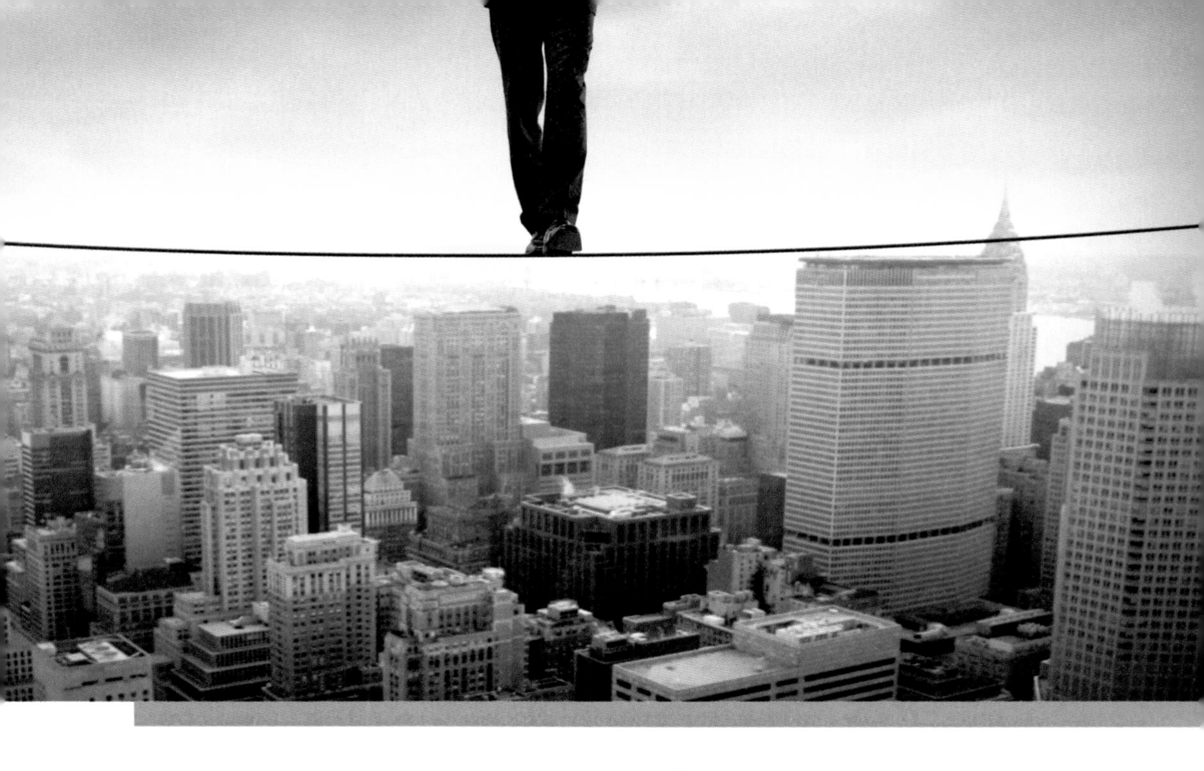

社会心理压力——心身疾病

社会的发展给人们心理上造成的压力叫作社会心理压力。社会的高速发展，人们的生活节奏必须加快，需要紧张、迅速和高效才能应付，因而造成较大的心理压力。

技术的高度发展，知识爆炸性的剧增，要求知识更新加快，迫使人们不断地接受新的教育，不断地学习新的知识；竞争加剧，力争获得更高的成就，渴望事业的成功，力求超越别人，击败对方，保存自己；都市化，工业化，人口高度集中，周围的噪声环境，居住和交通的拥挤，都是一种严重的紧张刺激，给心理造成压力；随着社会的发展，影响人际关系的因素大量增加，使人际关系发生变化和复杂化，如何应付或适应这种变化了的人际关系，显然也是一种心理压力。

在以上种种社会紧张刺激和社会心理压力的影响下，就形成了各种各样有害于人们身心健康的心理与行为。受心理—社会因素影响较大，或主要受其影响所形成的躯体疾病，称为“心身疾病”，又称“心理生理疾病”。

例如，有些人在发怒之后可致血压升高，或使原有的高血压病加剧；在悲伤之后，可致胃痛或心绞痛发作等。心身疾病的发生过程是：外来刺激—心理波动—功能障碍一器质性病变。这就是说，所谓心身疾病，应是身体的确有某种器质性病变而不是单纯的功能失调，所以不能和神经官能症混同起来。神经官能症只是大脑的功能失调，但身体上查不出任何器质性病变。心身疾病所涉及的范围很广，包括人体各系统的数十种疾病。其中主要的有：

(1) 心血管系统疾病 原发性高血压、冠心病、阵发性心动过速、血管性头痛。

(2) 呼吸系统疾病 支气管哮喘、过度换气综合征。

(3) 消化系统疾病 消化性溃疡、慢性胃炎、溃疡性结肠炎。

(4) 内分泌系统疾病 糖尿病、甲状腺功能亢进。

(5) 皮肤疾病 皮肤疮疡症、荨麻疹、湿疹、神经性皮炎。

(6) 泌尿系统疾病 阳痿、性欲减退等。

(7) 肌肉骨骼疾病 慢性腰背痛。

此外，身心疾病还可见于过敏性鼻炎、月经失调、厌食症、遗尿、口吃、口腔黏膜溃疡等。

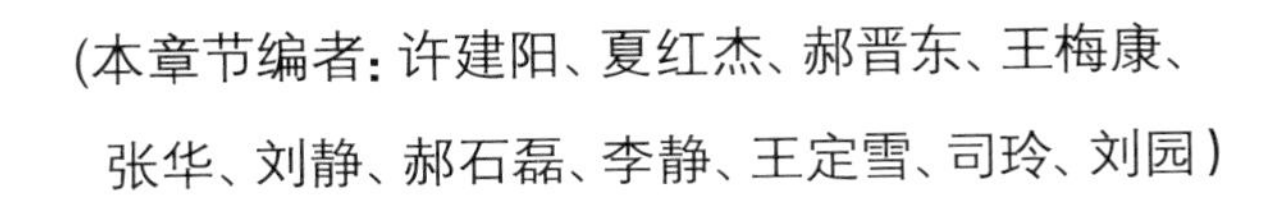
（本章节编者：许建阳、夏红杰、郝晋东、王梅康、张华、刘静、郝石磊、李静、王定雪、司玲、刘园）

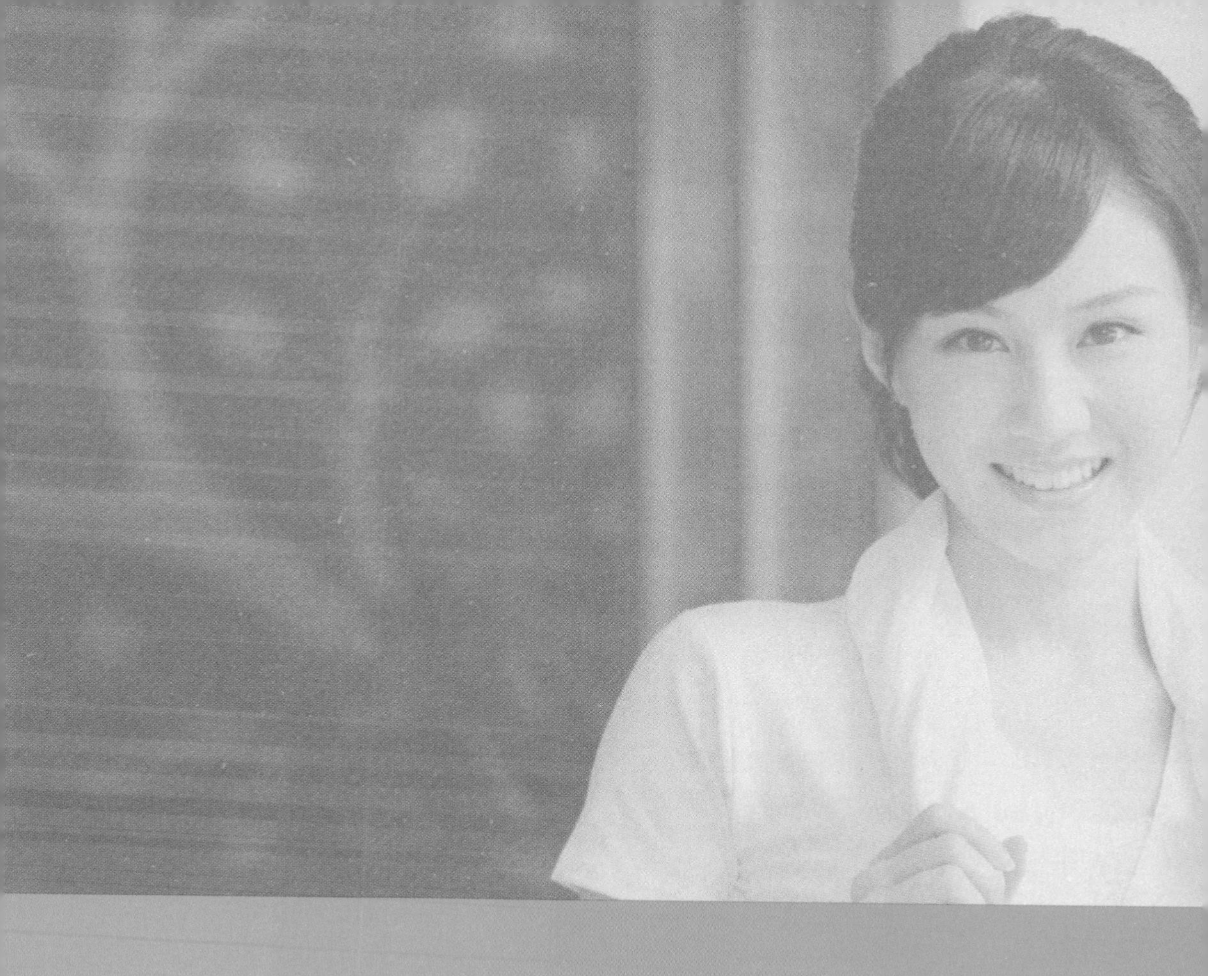

XINLI JIBING PIAN

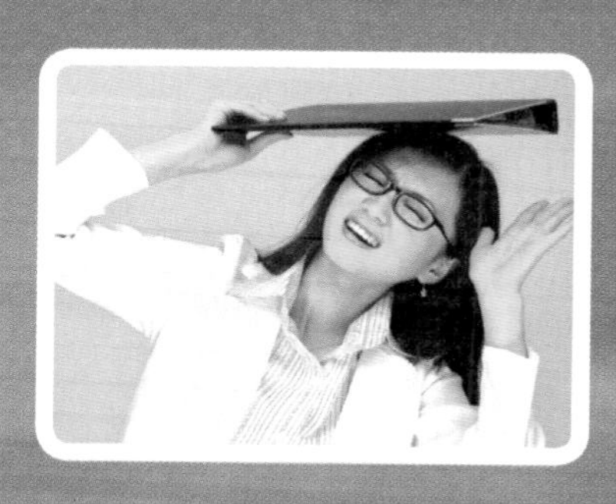

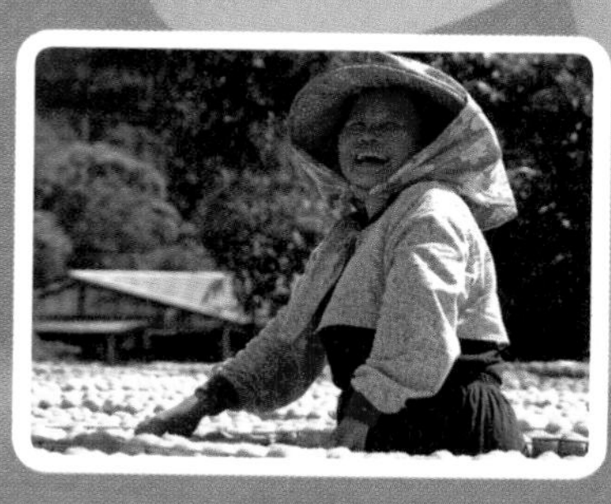

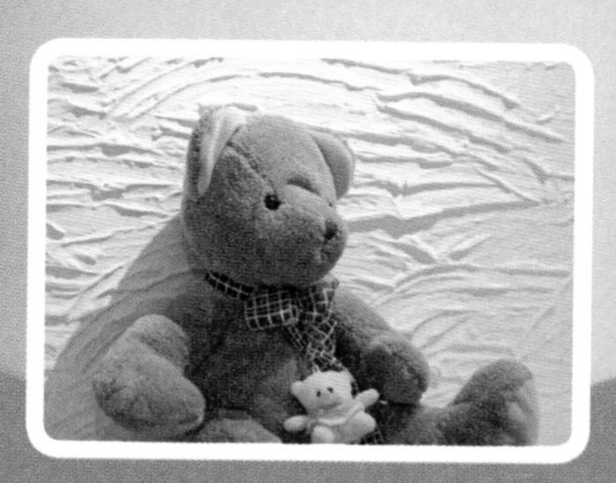

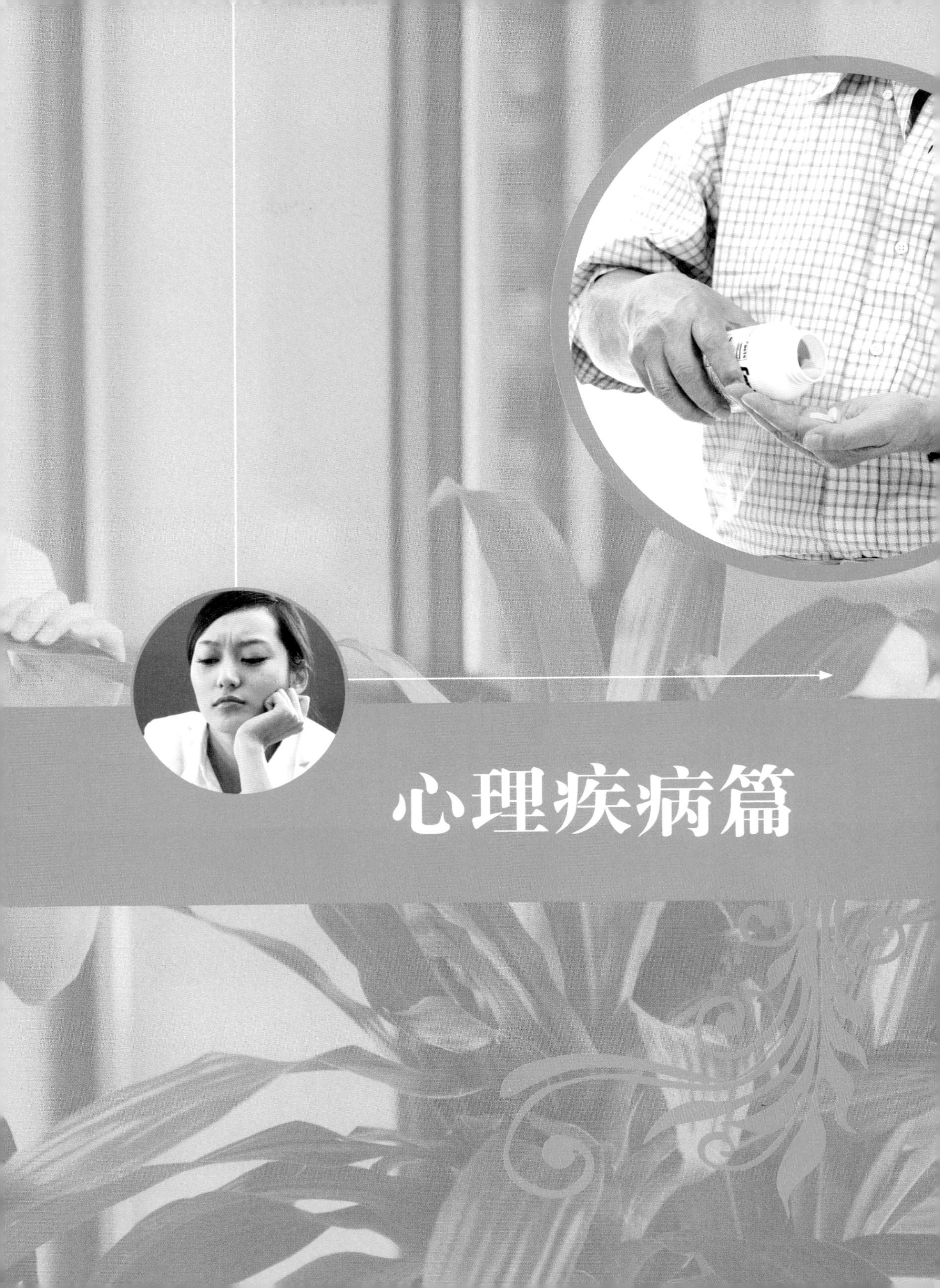

心理疾病篇

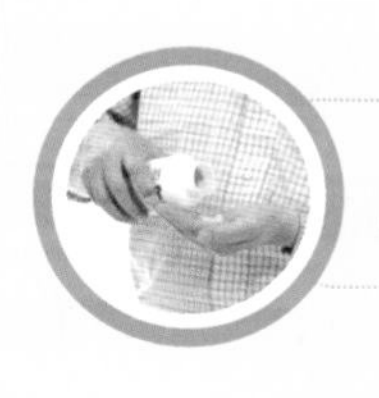

心理疾病总论

心理疾病分类——悲哀忧愁心动荡

知道什么是心理疾病之前，先要知道什么是健康，因为健康与疾病是相对应的。

说起健康，一种公认的观点是：健康是身体的正常状态。正如1947年世界卫生组织给健康所下的定义："健康是身体、心理和社会方面的完善状态。"健康表现在身体方面是机体结构完整无缺损，具有正常的生理功能；健康表现在心理方面是指人的思维与行为的一致性，人格、心理与环境的一致性，协调性；健康表现为人的社会属性方面则为社交能力、工作能力、适应社会的能力、获得知识的能力及取得的成就等。所谓的健康就是指身体健康、心理健康和社会健康及其三者的有机结合。

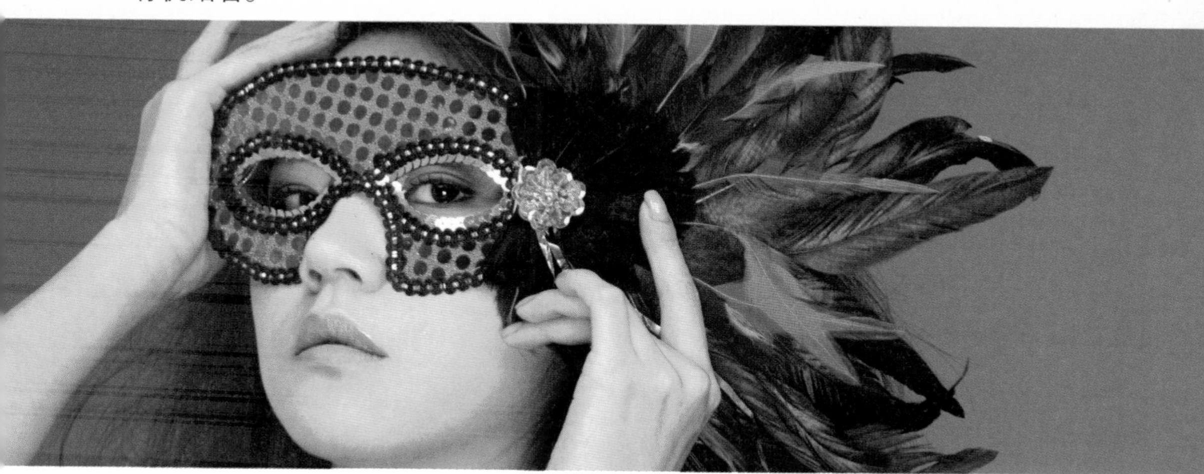

研究心理疾病的一门重要学科是病理心理学即变态心理学。对变态心理的普遍特征形成一定的共识称为“4D”特征，即异常(Deviance)、痛苦(Distress)、功能失常(Disfuction)及危险(Danger)。

心理疾病大致分为：心理障碍性疾病，精神病性障碍，情感心境障碍，癔症及应激相关障碍，神经症，心理因素相关生理障碍，人格障碍及性心理障碍，儿童少年期心理障碍，药物依赖，心身疾病等，这些都是心理学要研究的内容。

心理对健康有影响——山雨欲来风满楼

人的健康与疾病既受自然界生物学规律的影响，同时也受心理学和社会学规律的影响。现代科学研究的大量资料表明，人体的生理、生化改变固然能影响人心理活动，同样，人的心理活动变化也能影响人体的生理、生化的变化。比如，极端的担忧、恐惧和焦虑可使人头发变白，便是由于严重的动机冲突和极度的情绪紧张造成的结果。科学研究发现，当人的情绪愉快时，胃黏膜分泌与血管充盈均增加，胃壁运动也明显增强；而当情绪悲伤、自责和沮丧时，则胃黏膜苍白，胃蠕动减慢，分泌明显减少。

心理因素对人的身心健康的影响是多方面的，也是非常复杂的。一般地说，积极、良好的心理因素能够有效地促进人的身心健康；反之，消极、不良的心理因素则损害人的身心健康。

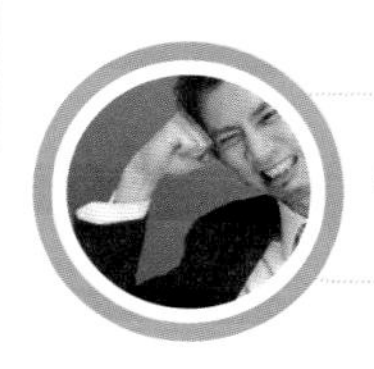

情感心境障碍

抑郁——悲观厌世的心理病

典型的抑郁发作有“三低”症状，即以情绪低落、思维迟缓和思维内容障碍以及意志活动减退为基本特征。如果出现轻度心情不佳、心烦意乱、苦恼、忧伤甚至悲观、绝望，有生不如死、度日如年之感，常觉得“活着没有意思”、“高兴不起来”、“心里难受”的时候，要警惕是抑郁发作；或者感到反应迟钝、思路闭塞，自觉“脑子不转了”，“好像生了锈的机器”；又或者出现自我评价低、无故贬低自己，常产生无用感和无价值感，有时有厌世想法和自杀打算都提示抑郁发作，要多加防范。

抑郁发作还表现为意志活动显著减少，自动性活动明显减少，生活被动，不愿参加外界和平素感兴趣的活动，愿独处，患者走路和其他动作也十分缓慢。抑郁患者常有食欲减退、体重减轻、睡眠障碍、性功能低下等生物学症状。

诊断标准如下

1）对日常活动丧失兴趣或无愉快感

2）精力明显减退，无原因的持续疲乏感

3）精神运动性迟滞活动明显减少

4）自我评价过低或自责或有内疚感，可达妄想的程度

5）联想困难或自觉思考能力显著下降

6）反复出现死亡的念头或自杀行为

7）失眠，早醒，或睡眠过多

8）食欲不振或体重明显减轻

9）性欲明显减退

以上9项症状中存在4项即可做出抑郁诊断。

躁狂发作——过犹不及

典型的躁狂发作有“三高”症状，即以情感高涨、思维奔逸和活动增多为基本特征。

患者的心情、自我感觉良好，觉得周围的一切都非常美好，因此整日兴高采烈，得意洋洋。患者的思维联想过程明显加快，自觉变得聪明，大脑反应格外敏感，概念一个接一个地产生，有时会感到语言跟不上思维的速度，常会出现夸大观念，自我评价高，盛气凌人。夸大观念常涉及健康、容貌、能力、地位和财富等。

躁狂和抑郁常常同时表现在一个人身上。例如，一个躁狂发作的患者突然转为抑郁，几小时后再复发为躁狂，使人得到“混合”印象。患者既有躁狂，又有抑郁表现，如一个活动明显增多、讲话滔滔不绝的患者，同时有严重的消极抑郁的想法；又有抑郁心境的患者可有言语和动作的增多。但这种混合状态一般持续时间较短，多数较快转入躁狂或抑郁相混合发作。

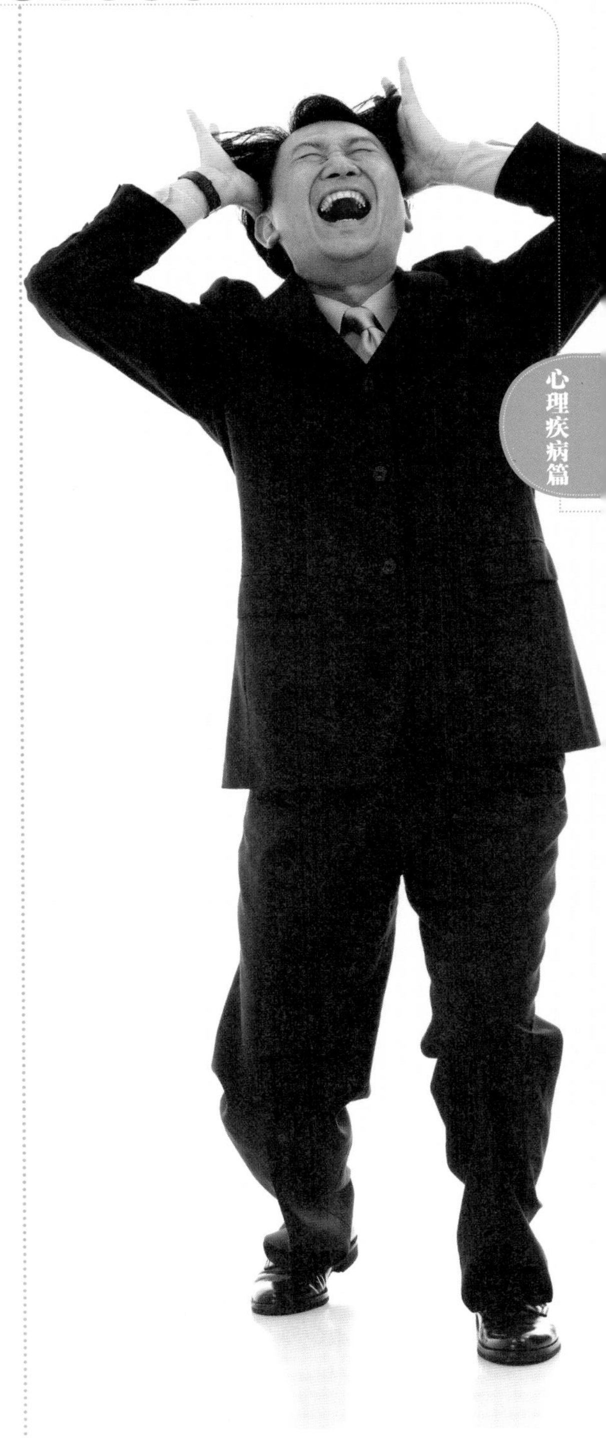

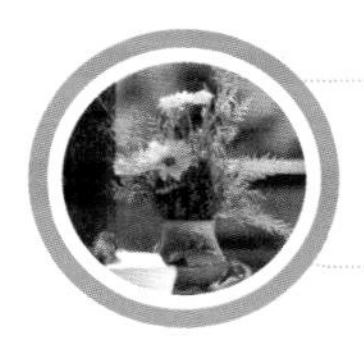

癔症和应激障碍

歇斯底里——志不强者智不达

癔症又称歇斯底里，系由明显的心理因素，如生活事件、内心冲突、情绪激动，暗示或自我暗示等作用于易患个体所引起。病前性格特征与其发生、症状和病程有相对密切关系。主要表现为感觉障碍、运动障碍、意识改变、情感爆发等心理特征，但不能查出相应的器质性的疾病基础。其症状表现可具有做作、夸大或富有情感色彩等特点，可由暗示诱发，也可由暗示而消失，有反复发作的倾向。

癔症的表现形势多种多样，主要分为解离障碍症状群和转换障碍症状群。

解离障碍症状群(癔症性精神障碍)

1）情感爆发

2）癔症性意识障碍

3）癔症性漫游

4）癔症性精神病

5）癔症性身份障碍

6）癔症性遗忘

7）癔症性假性痴呆

转换障碍症状群(癔症性躯体障碍)

1）感觉障碍

2）癔症性运动障碍

3）躯体化障碍

万能装病者——癔症怎么处理

首先必须排除器质性的病变。在进行必要的药物治疗基础上，还要进行心理治疗。

心理治疗的原则为：①关心、同情、理解能减轻患者的心理负担，缓解痛苦。②转变患者观念，除应用行为疗法外，可结合作业性治疗，增强应对能力。③增强患者的认知能力，改善个性，解决冲突和转变态度。需要对发病者作合理解释，让患者和家属明白症状与心理因素、个性特征的联系。躯体或神经系统症状经常找不到明显的躯体病因，症状很可能由应激引起，如果治疗得当，有关症状会迅速缓解，不会遗留永久性损伤。④恰当应用理疗和药物治疗相结合的暗示治疗，尤其对反复发作者应根据病情采用心理治疗、药物和物理治疗相结合的综合治疗，不宜采取简单的言语暗示。⑤在诊断明确后，应尽可能避免反复检查。询问病史或进行检查时，不恰当的提示可使患者出现一些新的症状。总之，必须防止暗示引发或强化症状。⑥鼓励患者承认和面对应激或困难，但没必要使患者将应激与当前的症状相联系。建议患者进行短暂的休息并脱离应激环境，恢复正常生活，但不要长时间休息或躲避各种活动。⑦对癔症性症状可选用针刺或电兴奋刺激等物理治疗。药物治疗应根据具体情况而定，镇静药物要慎用。⑧癔症易复发，如能及时消除病因，使患者对自己的疾病有正确了解，改善人际关系，对预防复发有帮助。⑨可采用分组治疗、成双治疗及家庭治疗的形式进行治疗。⑩值得强调的是，让患者长期住院或在家休养，均不利于康复，在病情好转后应及时让患者参加必要的工作，家属不要给患者太多的照顾，最好不让患者产生自己是患者，需要他人照顾的感觉。

重大事件造成的心理问题——天行健，君子以自强不息

剧烈的心理创伤或重大生活事件，或持续的困难和处境，如亲人突然死亡、自然灾害、长期的隔绝状态、残酷的战争场景，均可引起一系列心理反应，也称应激相关障碍。本病的临床表现和病程经过与发病的应激源密切相关并伴有相应的情感体验，经过适当治疗，预后良好。恢复后心理状态正常，无人格缺损。

应激相关障碍——风平浪未静

（1）急性应激障碍 由来势迅猛的心理冲击导致发病，精神症状在遭受刺激后数分钟或数小时出现。历时较短，可在几天至一周内恢复，以完全缓解结束，预后良好。

（2）创伤后应激障碍 由异乎寻常的威胁性或灾难性心理创伤所致，如身受酷刑、恐怖活动受害者、被强奸、目睹他人惨死等导致延迟出现和长期持续的心理障碍。此类型从遭受创伤至出现精神症状有一潜伏期，一般是几周到几个月，但很少超过6个月。

（3）适应障碍 由于长期存在应激源或困难处境，加上患者有一定的人格缺陷，产生以烦恼、抑郁等情感障碍为主，同时有适应不良的行为障碍或生理功能障碍，并使社会功能受损。其病程往往较长，通常在应激事件发生或生活改变后1个月内起病，除长期的抑郁性反应外，在应激源和困难处境消除后，症状持续时间一般不超过6个月。

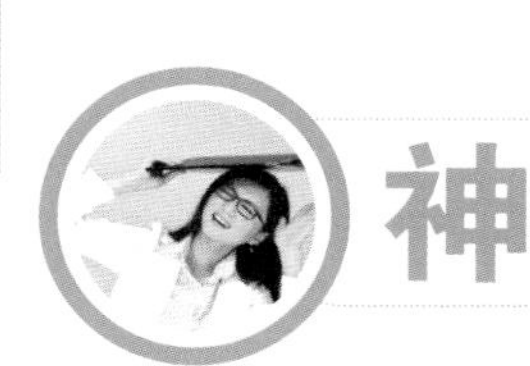
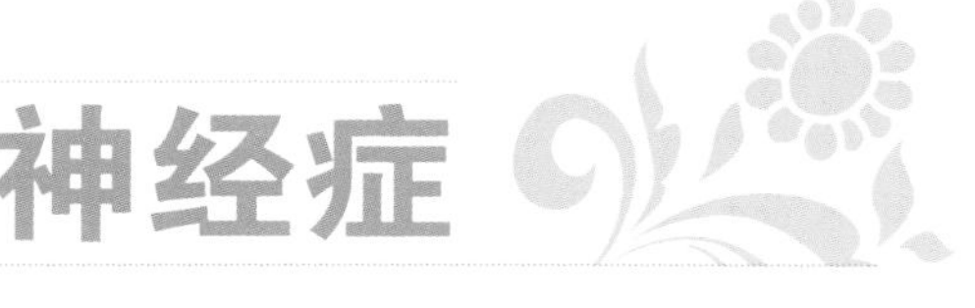

神经症

了解神经症——情绪在主宰着我们的生活

神经症是一组主要表现为焦虑、抑郁、恐惧、强迫、疑病症状或神经衰弱症状的精神障碍。这种精神障碍有一定的人格基础，起病常受心理社会（环境）因素影响。症状没有可证实的器质性病变作基础，与患者的现实处境不相称，但患者对存在的症状感到痛苦和无能为力，自知力完整或基本完整，病程多迁延。

（1）工作、学习负担过重 由于长期工作或学习负荷过重，兼职过多，过于繁忙，形成角色冲突，以致工作时间过长，经常熬夜，睡眠不足，造成持续的精神过度紧张与疲劳。

（2）工作或学习任务超过实际能力 此时常常感到难以完成，或感到力不从心，虽十分努力，但事业上成就寥寥无几，以致精神过度紧张，导致神经功能紊乱。

（3）急性精神刺激 突然出现的强烈的精神刺激，如亲人死亡、夫妻离婚、意外事件引起的惊恐、经济遭受重大损失等，常为神经症的直接原因。

（4）暗示和自我暗示 在以躯体症状为主要表现的病因中起重要作用，对疑病症和神经衰弱的发生和发展，自我暗示的作用不可忽视。

空旷场所只有我一个人
——杯弓蛇影，草木皆兵

小霞，女，20岁。一年来在广场、商店、剧院、车厢或机舱等处常常感到恐惧，也害怕空旷的地方，害怕离家或独自一人在家。到了这些地方会表现出明显的焦虑、恐惧不安，严重时出现惊恐发作，甚至会立即从“恐怖情境”中逃走。

她患的心理疾病称为广场恐怖症。

恐怖性神经症又称恐怖症、恐惧症，是以恐怖症状为主要临床表现的神经症。所害怕的特定事物或处境是外在的，尽管当时并无危险。恐怖发作时往往伴有显著的自主神经症状。患者极力回避所害怕的处境。患者本人也知道害怕是过分的、不应该的或不合理的，但并不能防止恐怖发作。

焦虑症状
——心平气和，气和则百病不侵

焦虑症是一种以焦虑情绪为主的神经症，主要分为惊恐障碍和广泛性焦虑两种。焦虑症的焦虑症状是原发的。凡继发于高血压、冠心病、甲状腺功能亢进等躯体疾病所致的焦虑应诊断为焦虑综合征。

惊恐障碍又称间歇发作性焦虑，基本特征是严重焦虑(惊恐)的反复发作，每月4次以上。发作时头晕、胸闷、窒息感、心动过速、面部和四肢发麻、出汗、颤抖等，多伴有濒死感或发疯感。患者常误认为患了心脏病，或脑卒中先兆，或内分泌疾病。广泛性焦虑症呈持续性焦虑不安，并有显著的自主神经症状、肌肉紧张及运动不安，病程达6个月以上。

不敢见人的人
——恐惧是粉碎人类个性最可怕的敌人

小涛，男，15岁。他的表现为害怕与人对视、回避社交的情境，自己觉得在公共场所吃饭、讲话或与异性交谈时感到紧张不安，害怕被人观看、注视。他也明知没有必要紧张，但不能自控。除了焦虑外，与女性说话时会出现面红、心慌、震颤、出汗、恶心等。害怕看别人的眼睛，怕与别人的视线相遇。

他患的心理疾病是社交恐怖症，不敢与人对视，称为对视恐怖症。

社交恐惧症常起病于少年或成年早期，常为隐渐起病，无明显诱因。也有在一次羞辱的社交经历后急性起病者，多见于女性。主要表现为害怕处于众目睽睽的场合，害怕别人注视自己；或害怕自己当众出丑免使自己处于难堪的境地，因而害怕当众说话或表演，害怕去公共厕所解便，当众写字时控制不住手发抖，或在社交场合结结巴巴不能作答。

广泛性焦虑——莫名其妙的“惊恐”

其基本特征为广泛和持续的焦虑，但无特定的环境。主要症状变化多，患者对客观上不存在的威胁或坏的结局过分担心，因此常表现为神经过敏，容易紧张，惶惶不安，对声、光过敏，注意力不能集中。患者的外表常表现为面容焦虑、眉头紧锁、两手颤抖、面色苍白或出汗。由于交感神经亢进和骨骼肌紧张性增强，可有一系列躯体症状，如心跳加快、心前区不适、胸闷、呼吸不畅、口干、尿频、便意、阳痿、月经不调、头昏眼花、肌肉酸痛、头痛等。另外，还可有坐卧不安、易疲乏、睡眠障碍，表现为不易入睡，入睡后易醒，并常伴有噩梦、夜惊，醒后恐惧。

强迫症——脑中挥不去的“幽灵”

强迫症是一种以强迫症状为主的神经症，其特点是有意识的自我强迫和反强迫并存，二者强烈冲突使患者感到焦虑和痛苦；患者体验到观念或冲动系来源于自我，但违反自己意愿，虽极力抵抗，却无法控制；患者也意识到强迫症状的异常，但无法摆脱。病程迁延者可以动作为主而精神痛苦减轻，但社会功能严重受损。

强迫症的特征有以下几个方面：

1）患者体验到思想或内在驱使是自己的，是他主观活动的产物，但他有受强迫的体验。

2）主观上感到必须加以意识的抵抗，这种反强迫与自我强迫是同时出现的。

3）有自知力，即患者感到这是不正常的，甚至是病态的，至少患者希望能消除强迫症。

手洗到脱皮还在洗——困忧之源

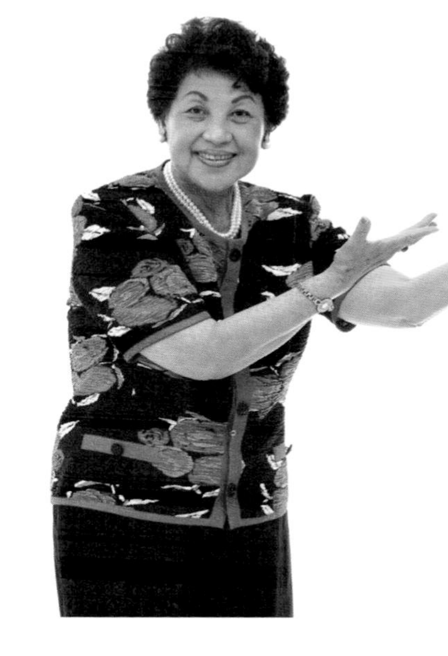

张大妈的老伴去年因肠炎住院，医生说是因为吃了不干净的东西造成的。老伴病好后，张大妈一直觉得这是由于自己做饭时没有洗干净手和东西造成的，以后一直十分注意洗手，到后来发展成为一直洗，停不下来，直到手洗到脱皮也不停止。她也知道这没有必要，但就是停不了，很痛苦。

这是强迫症状中的强迫动作，重复一种无意义的行为。它继发于强迫观念或某个欲望。强迫性洗涤最常见。

多种多样的躯体化障碍——“心”会跟着身体走

1）转换性症状或假性神经系统症状：吞咽困难，失音，失聪，失明，复视，视物模糊。昏倒或意识丧失，记忆缺失，癫痫样发作或抽搐，行走困难，肌肉乏力或麻痹，尿潴留或排尿困难，皮肤异常感觉等。

2）胃肠道症状：腹痛、恶心、呕吐，不能耐受某些食物，腹泻，便秘等。

3）性心理症状：性欲冷淡，性交时缺乏快感，性交疼痛，阳痿等。

4）女性生殖系统症状：痛经，月经不规则，月经过多，整个妊娠期出现严重呕吐。

5）疼痛：背、关节、四肢、生殖器等部位疼痛，排尿疼痛，其他疼痛(除头痛外)等。

6）心肺症状：气促、气短，心悸，胸痛，头晕等。

7）虚弱衰竭及多虑：“神经衰弱”，过分担心年龄、体重、皮肤、水肿及性功能等。

神经衰弱是心理疾病吗——态度决定人生

答案是肯定的。它被归为神经症的范畴。神经衰弱是指一种以脑和躯体功能衰弱为主的神经症，主要特征是精神易兴奋和脑力易疲乏，常伴有情绪烦恼、易激惹、睡眠障碍、头痛及多种躯体不适等症状。

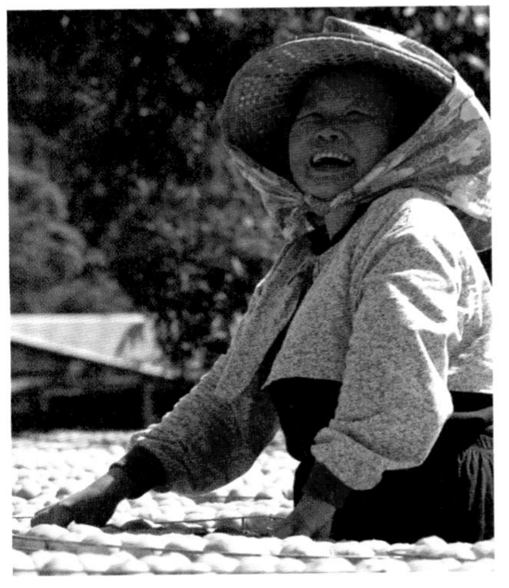

性格常常是神经衰弱发生的因素，主要特点为：①孤僻。表现为不愿与人交往，不愿意与朋友交往，在日常生活中常常会给人“高傲”、“傲慢”等印象。②胆怯。表现为生活上怕与人接触，怕与人交谈而出差错，工作上怕承担危险和责任，给人以“胆小如鼠”，“前怕狼、后怕虎”的印象。③敏感，对周围发生的事物极为敏感，甚至多疑。

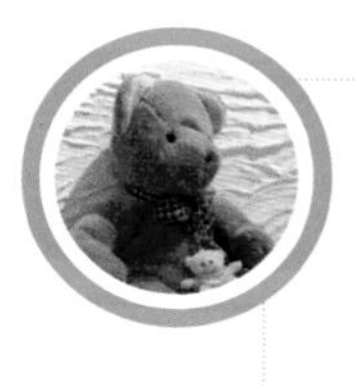

心理因素相关性障碍

不想吃饭也是病——心乐为良药，神伤致骨枯

朋友的女儿12岁，在班级里一个男生说“你有点胖，该减肥了”，以后她自动限制进食量，体重已经减轻到了35千克，虽非常消瘦但仍不愿意进食，到后来甚至出现吃进去就要呕吐。她得了什么病呢？

神经性厌食，主要表现为担心发胖和对低体重的强烈追求，因此有意节食，常采用过度运动、人工呕吐、导泻、服用食欲抑制药或利尿药、藏匿或抛弃食物的方法，导致体重明显下降，严重者可致恶病质，甚至导致死亡。患者尽管已十分消瘦，仍认为自己太胖。

暴食行为也是病——“贪吃蛇”的烦恼

频繁的暴饮暴食，存在一种持续的难以控制的进食和渴求食物的优势观念，并且患者屈从于短时间内摄入大量食物的贪食发作，常常在心情不愉快的情况下发生。进食量为平时量的数倍，进食速度也明显增快，如狼吞虎咽，不计食物的好坏，有时甚至将自己的呕吐物也吞下。一旦发作，很难主动停止。常因腹胀满疼痛而结束。继之因恐惧暴食带来的肥胖，而自己采用多种方法催吐，如自我诱发呕吐、滥用泻药、间歇禁食使用厌食剂、甲状腺素类制剂或利尿剂。严重者边吃边吐，可持续数小时，直到筋疲力尽才罢休。

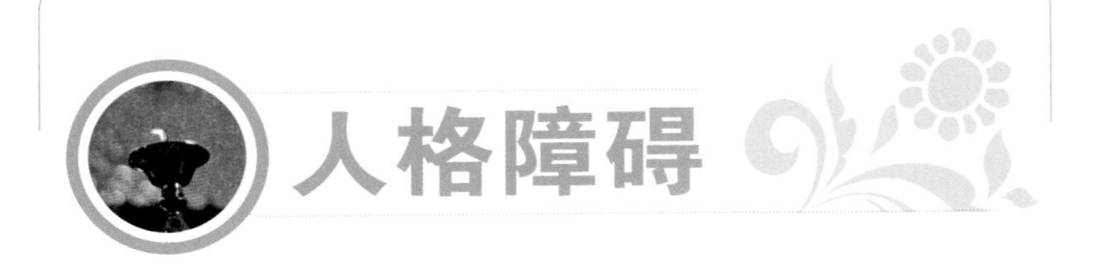

人格障碍

人格障碍——人之初，性本善

人格是由遗传决定的个人先天素质以及后天发育与习性相结合形成的总体精神活动(思维、情感和行为)模式。人格特征可在社会活动、处理人际关系中表现出来，也可在社会生活实践中塑造和发展，如脾气的温和或急躁、对事物反应敏捷或迟缓、对人诚实或虚假、热情或冷漠、信任或多疑、顺从或好斗、严厉或宽容、自尊或自卑、勤奋或懒惰、认真有责任感或马虎放任、保守或激进、务实或空谈、松弛或紧张、孤独或合群等。

人格障碍的分类如下：

1) 反社会性人格障碍
2) 偏执性人格障碍
3) 分裂性人格障碍
4) 冲动性人格障碍
5) 癔症性人格或表演性人格障碍
6) 强迫性人格障碍
7) 依赖性人格障碍
8) 被动攻击性人格障碍
9) 自恋性人格障碍

反社会性人格障碍——知过而不思悔改

反社会性人格障碍又称无情型人格障碍或社会性病态，以行为不符合社会规范，具有经常违法乱纪，对人冷酷无情为特点。男性多于女性。本组患者往往在少儿期就出现品行问题，如经常说谎、逃学、吸烟、酗酒、外宿不归、欺侮弱小，经常偷窃、斗殴、赌博、故意破坏他人或公共财物，无视家教、校规、社会道德礼仪，甚至出现性犯罪行为，或曾被学校除名或被公安机关管教等。成年后习性不改，主要表现为行为不符合社会规范，甚至违法乱纪。如经常旷课、旷工，不能维持持久的工作或学习，频繁变换工作，社会适应不良，行为无计划性；对家庭亲属缺乏爱和责任心，不抚养子女或不赡养父母，待人冷酷无情；经常撒谎、欺骗，以获私利或取乐；缺乏自我控制，易激惹、冲动，并有攻击行为，如斗殴；无道德观念，对善恶是非缺乏正确判断，且不吸取教训，无内疚感；极端自私与以自我为中心，往往是损人利己或损人不利己，以恶作剧为乐，无羞耻感。

患者共同的心理特征是情绪的暴发性，行为的冲动性，对社会与他人很冷酷而缺乏好感及同情心，缺乏羞愧悔改之心，目无法纪加具有反常价值观念（如唯恐天下不乱、害人为乐），不能从挫折与惩罚中吸取教训。18周岁以后才可以正式诊断。

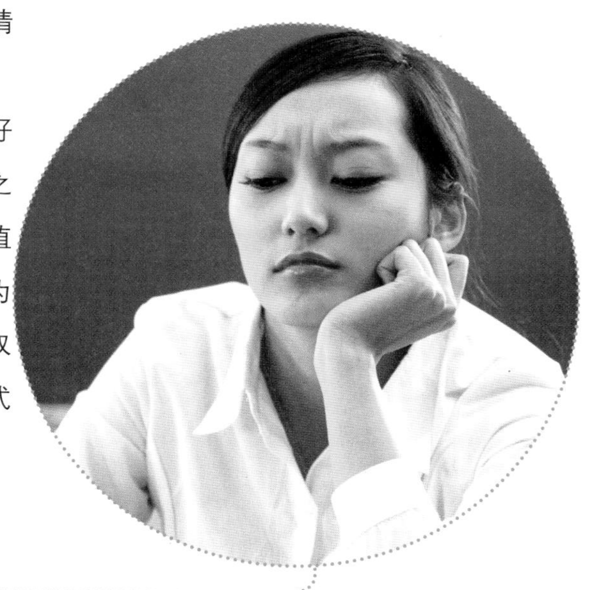

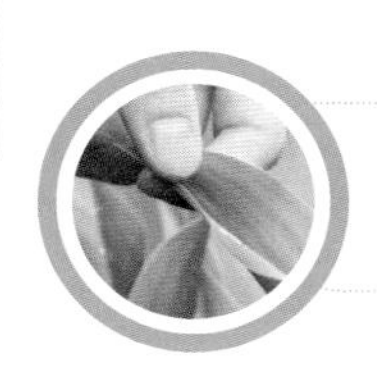

药物依赖

药物依赖——欲生于无度，邪生于无禁

1）对药物产生心理依赖，持续地或周期性地渴望体验药物的心理效应。这种愿望可压倒一切，为了得到药物，会不择手段行事。

2）对药物产生生理依赖，必须继续用药方能避免断药时的戒断症状。戒断症状有轻有重，包括种种不适感和躯体症状。不适感常与心理依赖的要求相重叠，躯体症状是有生理基础的，可以非常严重，甚至引起死亡。

3）对药物会产生程度不等的耐受性，剂量往往越用越大，但耐受性也可能不明显。

4）药物依赖者可以依赖一种药物或多种药物，也可以兼为酒精(乙醇)中毒患者。

5）由于患者长期依赖药物，脱离正常生活轨道，给家人及社会带来不良后果。

戒断症状——祸兮，福之所倚；福兮，祸之所伏

最初症状出现打呵欠，鼻涕、眼泪齐流，全身出汗。随之，便起不了床，软弱无力，激动不已。想睡、又睡不安稳。盖着厚棉被还起一身鸡皮疙瘩、寒战不休，头痛、背痛、四肢痛。此时，毫无食欲，伴恶心、呕吐、腹泻。药物对中枢神经系统的抑制转为“反跳”性的兴奋，心跳加速、血压上升、肌肉剧烈震颤和抽搐、谵妄不宁、脱水、电解质平衡失调，甚至发生循环虚脱。

只要不患严重器质性疾病，戒断一般不会造成死亡。

（本章节编者：许建阳、夏红杰、刘静、郝晋东、张华、王梅康、郝石磊、李静、王定雪、司玲、刘园）

LINCHUANG JIBING XINLI PIAN

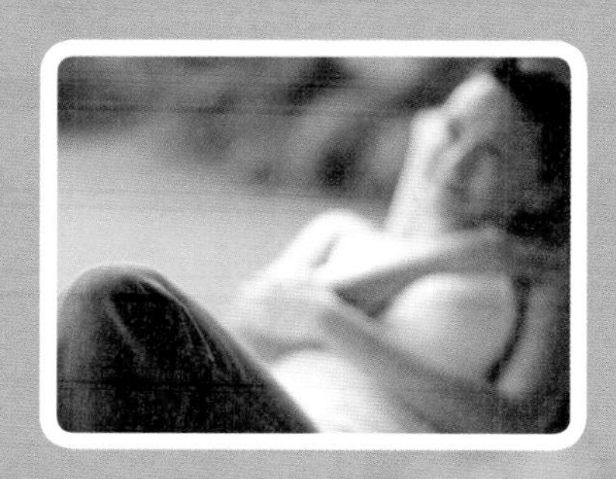
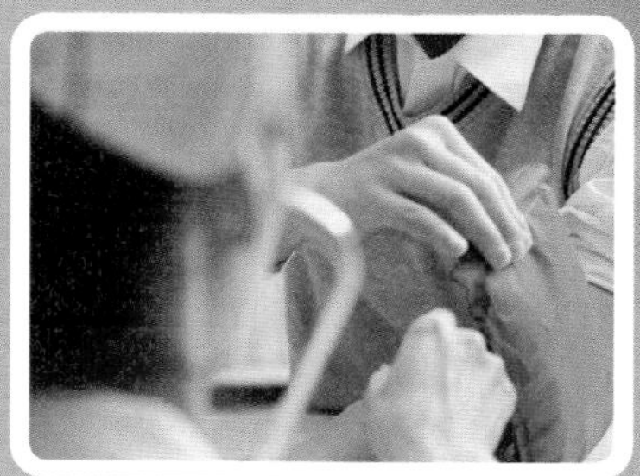
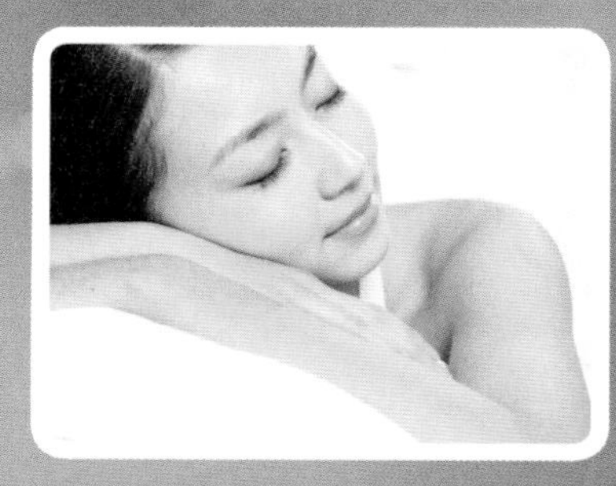

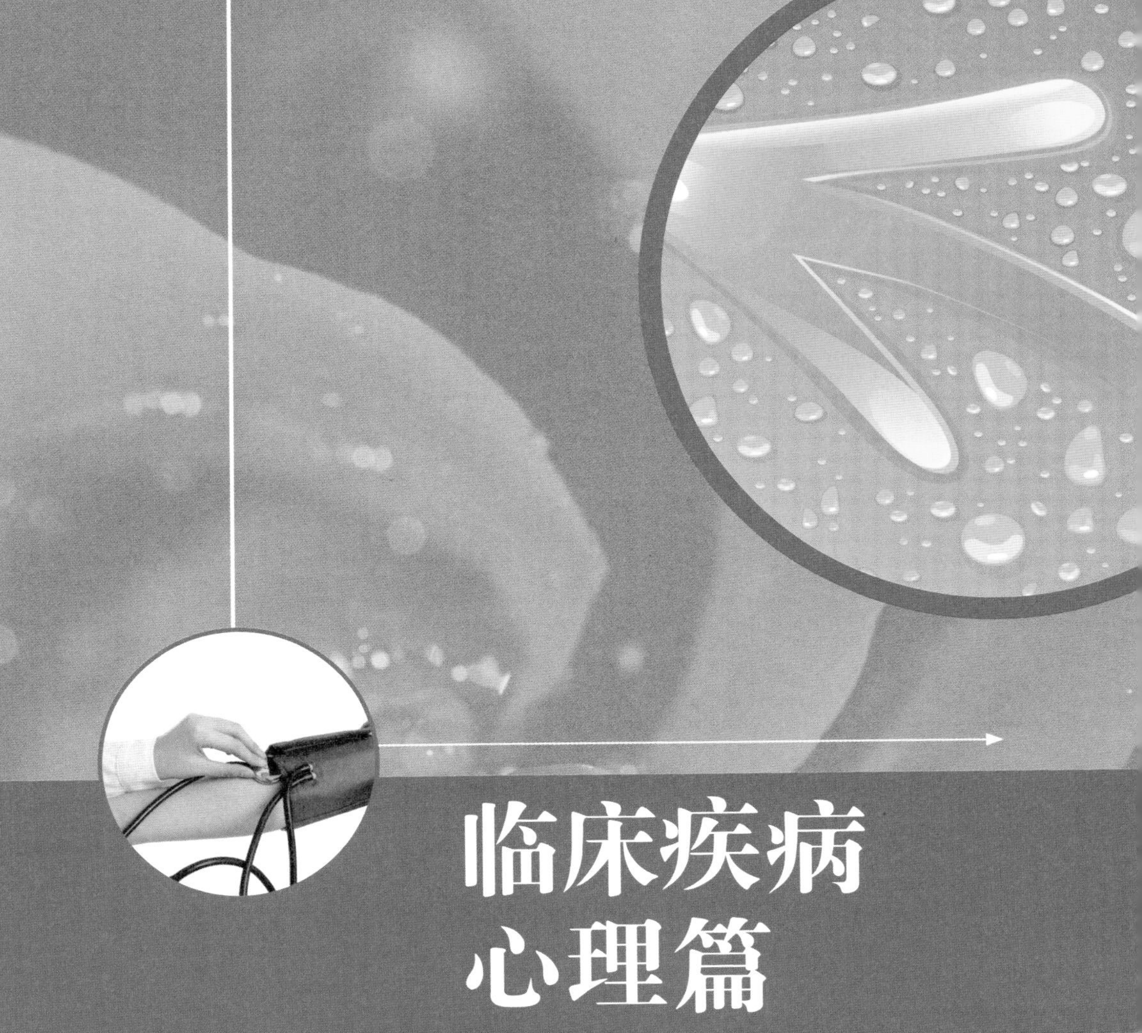

临床疾病心理篇

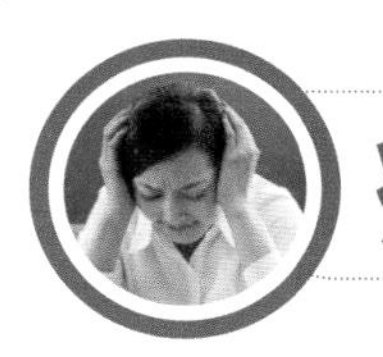

疼痛的心理问题

疼痛怎么跟心理联系起来了——心病还需心药医

国际疼痛研究协会给疼痛下的定义是躯体组织有实际或潜在损伤时产生的不适等情绪和情感性体验，并可以对该损伤进行描述。疼痛对思考有两方面的意义：一是疼痛意味着机体有损伤。这种损伤多为躯体组织损伤，但也可能是精神性损伤。慢性疼痛如不治疗，能严重损伤机体。二是疼痛时会引起自主神经反应、情感反应、躯体运动性反应和行为反应，这对机体是一种保护反应，提醒其求治。

研究发现，疼痛是三维的，即疼痛的感受和忍耐的程度要受感觉、情感和认知评价三维的影响，而这三者都和个体心理特征有关。注意力集中在疼痛的部位上，会形成恶性循环。相反，如果让患者把注意力转移到调息上，或让患者下棋、看书、读报、听音乐、与病友闲聊上，都可以分散患者的注意力方向，而减轻疼痛。战场上拼杀的士兵、拳击运动员在拳击时虽受严重的外伤，但因注意力集中在拼杀或拳击胜负上，而不感觉自己受到外伤或感到疼痛。当注意力方向转移到疼痛以外的事物，如下棋、听音乐，新的刺激在皮层产生的朝向反射兴奋灶会通过交互抑制而抑制疼痛感受的皮层代表区，从而减轻疼痛。

疼痛是一种由紧张、焦虑、抑郁等心理因素所引起的生理障碍而产生的不适感和情感体验。这时并无组织损伤，或者只有潜在的损伤可能性。如工作紧张、心理紧张可引起自主神经功能紊乱，从而使颈外动脉分支痉挛而致偏头痛；或紧张通过锥体束引致颞肌、颈肌、背肌、肩胛肌痉挛而产生的头痛、颈痛、背痛和肩胛痛等。所以要找专业的医师鉴别疼痛的类型，从而给以相应的治疗。

心理学处理疼痛的方法有哪些——强者控制情绪

对心理生理性疼痛、躯体妄想性疼痛和伴有严重焦虑或抑郁的组织损伤性疼痛的患者，从心理水平治疗尤为重要。方法主要有7种：①精神药物的治疗。②减轻疼痛患者的焦虑、恐惧、抑郁情绪。③暗示和催眠疗法。④行为疗法。⑤生物反馈疗法和各种放松疗法。⑥转移注意力。⑦脱敏疗法。

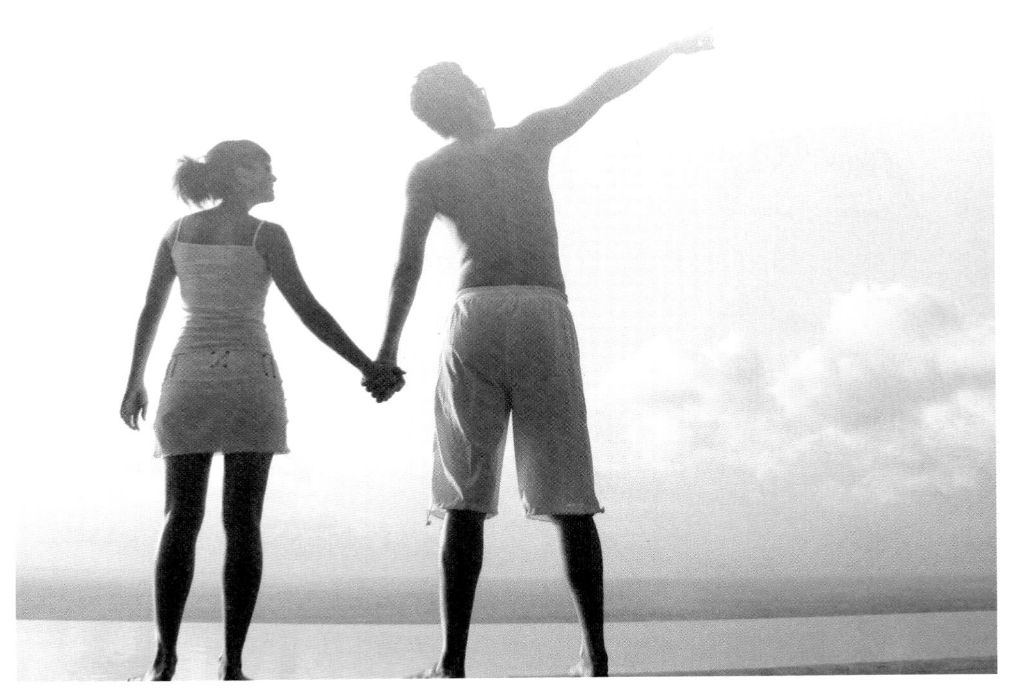

女人为什么比男人怕痛——男女有别

一般认为男性对疼病有较高的耐受力。但有的研究发现，在低强度的痛刺激时，男女并无重大区别，用强刺激时，女性会觉得更痛。因而认为，痛阈在男女之间没有区别；而耐痛阈男性高于女性。总之，与男性相比较，女性有更强烈的痛体验，疼痛的持续时间更长，伴有较多的情绪障碍，并且也较易于公开表达出来，有更多的患者出现明显的躯体化和抑郁，更多的人去求医找药，也有更多的人导致因疼痛而丧失劳动力；痛觉和痛反应的性别差，可能与复杂的疼痛调节网络有关。疼痛调节网络是指从外周到中枢涉及伤害性信息的加工、处理、整合、调节的神经结构，在长期的性发育过程中造成了男女差别。不满的心理也对疼痛产生影响。日常观察可见，女性比男性更容易诉说对疼痛的不满，她们对疼痛也比男性敏感些。男性一般不希望太显露出不满，尽量耐受疼痛。

孩子对疼痛的耐受度——越怕就越痛

儿童时期疼痛的经验对以后的疼痛的感知、耐受发生着很大的影响。如儿童受轻伤时，父母如泰然处之，则以后该儿童成人后便对疼痛的耐受增大，耐受痛的能力也提高；反之，如父母对子女轻微损伤便大惊小怪，则成年后便对疼痛敏感，耐受痛的能力降低。不同年龄人群对伤害性刺激的反应不同。儿童为唤起父母及旁人的关注和同情，经常夸大疼痛，并对损伤过分注意和担心。老人多数对疼痛木然，并能很好耐受。

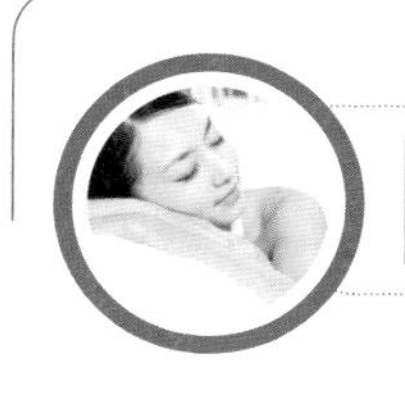

睡眠的心理问题

睡眠障碍
——觉来不语到明坐，一夜洞庭湖水声

睡眠是有机体周期性地静息的生理现象。睡眠与觉醒同样是生命活动所必要的一种主动而复杂的生理状态。正常人每隔24小时即有一次觉醒与睡眠的交替，这种醒—睡节律是一种正常的生理过程。

睡眠障碍可分为量和质方面的障碍。

睡眠量的改变分为睡眠量增多与不足，前者包括发作性睡病与睡眠过度；后者包括缺睡与失眠。

睡眠时的发作性异常包括梦行症、梦言症、夜惊、梦魇和遗尿。睡眠中其他的发作性异常如：夜间磨牙、摇头症、不自主睁眼、肌肉或手部不自主运动或跳动等。

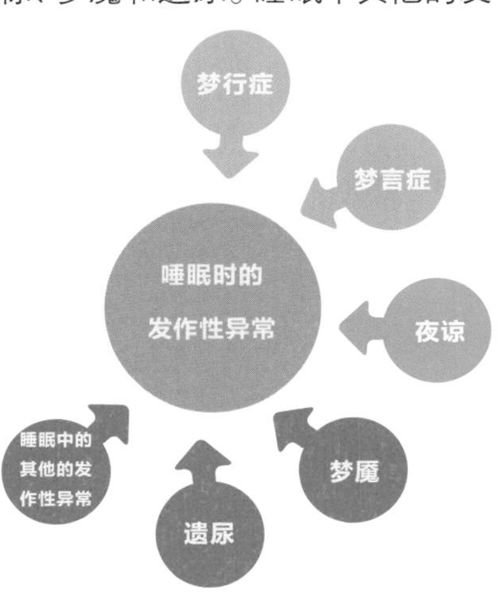

由于各种原因而引起的睡眠不足，即失眠。这是睡眠障碍中最常见的一种，临床表现为入睡困难，浅睡多梦或早醒，这些表现可单独或混合存在。按产生失眠的原因，可将其分为：①生理因素性失眠。②躯体因素性失眠。③精神因素性失眠。④药物因素性失眠。

正常的睡眠——倒床不复闻钟鼓

健康人每天的睡眠量，常依年龄的不同而有差异。儿童需要睡眠的时间较多，如新生儿睡18~20小时，儿童12~14小时，成人7~9小时，老年人则时间较少，一般5~7小时足矣。

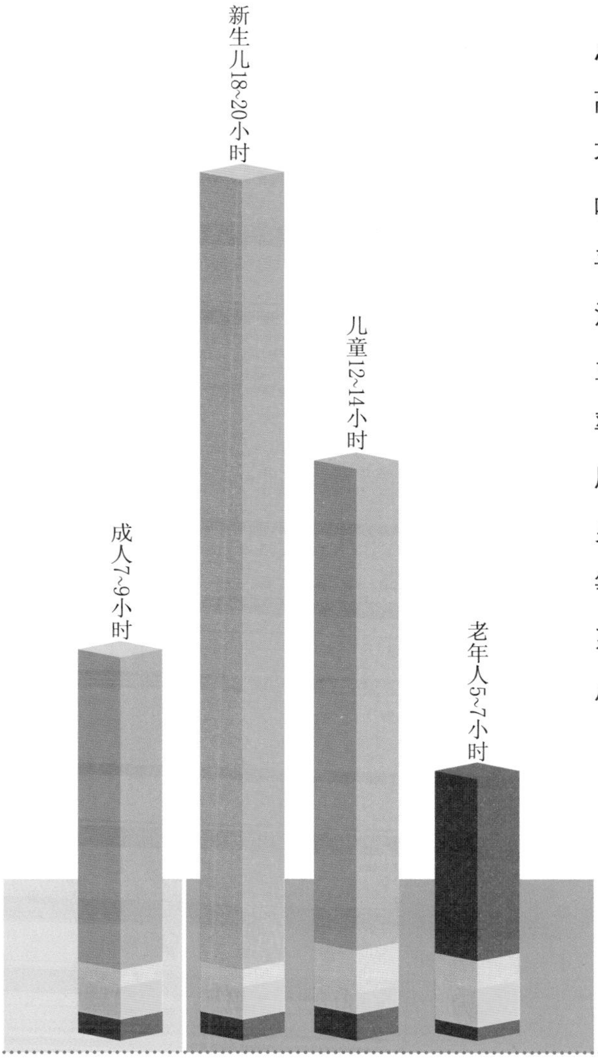

成人7~9小时

新生儿18~20小时

儿童12~14小时

老年人5~7小时

正常的睡眠具有下列特点：①感觉与反射的兴奋阈增高。②意识不清晰，对外界事物不能认识。③在强烈刺激下可唤醒；在睡眠中，不单是意识水平低落，而且躯体的大多数生理活动和反应都产生一系列变化，主要是呈现惰性状态。例如心率变慢，呼吸节律慢而加深，血压下降，基础代谢率亦降低，全身肌张力降低，肌腔反射减弱等。但是，在睡眠中副交感神经系统的活动却增加，如瞳孔缩小、胃液分泌量增加、多汗等。

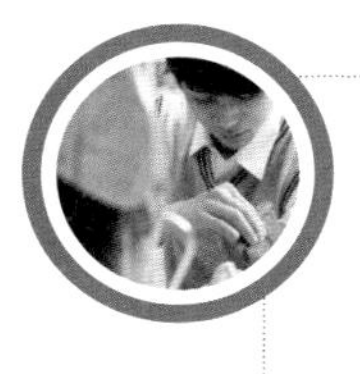

内科疾病的心理问题

冠心病的心理问题——A型性格惹的祸

情绪激动易诱发心绞痛和急性心肌梗死，这是人们所熟知的事实。研究发现，冠心病具有某些与常人不同的心理生理特点，如唤醒水平偏高，习惯化倾向差，紧张后恢复期较长，焦虑水平较高，以及血脂含量偏高，血液黏度较大，血小板沉积明显，血中儿茶酚胺水平较高。A型行为模式是造成冠心病的最重要危险因素之一。

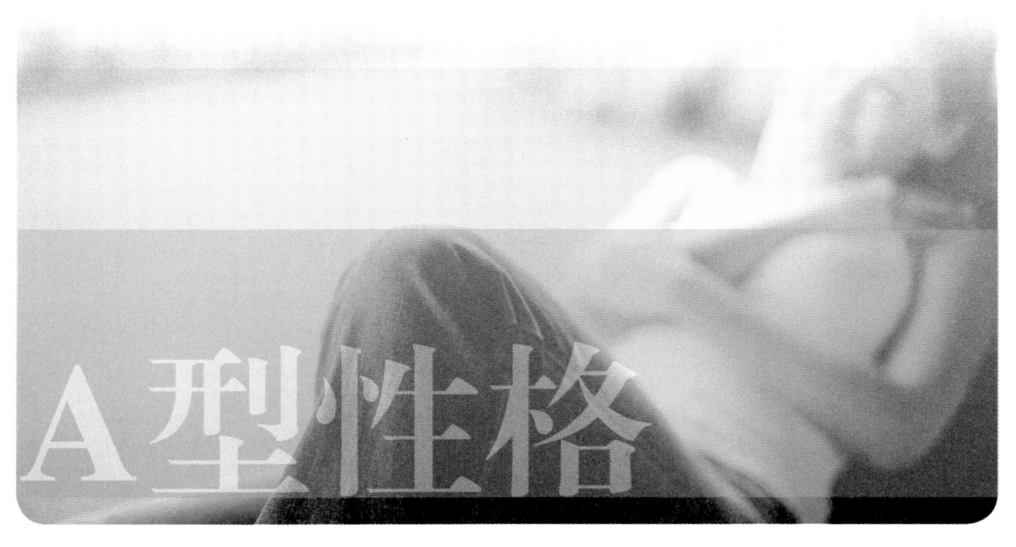

人格有异——A型性格与B型性格

所谓A型行为模式者表现为不可抑制的进取心：争强好胜的动机、敌意、醉心于工作，常有时间紧迫感；而把缺乏这一类特征性行为与此相反者，如非竞争性、没有进取主动性、喜欢过松散生活、无时间紧迫感等定为B型行为模式。这两种行为模式的差异主要是由于环境的紧张、压力程度不同等造成。A型行为模式的人血液中血小板数增高、血脂蛋白成分的改变、血清胆固醇和甘油三酯平均浓度增高，最后易导致冠心病。

防治冠心病——功名利禄身外物　淡泊明志方为士

对冠心病的防治，在重视药物或手术治疗的同时，必须按生物—心理—社会医学模式的观点，强调心理、社会因素对冠心病的防治作用。如前面所述，A型行为模式是冠心病的一个非常不利的因素。

通过心理咨询对A型行为模式起到转变作用，从而降低了心肌梗死的并发症发生率与病死率。此外，对患者进行多种心理治疗，包括解释性心理治疗、松弛疗法、音乐治疗、书法绘画等操作治疗、生物反馈治疗，以及气功、太极拳等适度的自我调整治疗及运动治疗，往往对冠心病的防治有很大作用。解释性心理治疗对稳定患者情绪，消除患者的焦虑紧张状态也十分有效。

高血压病——心情不稳血压高

高血压发病的有关因素中，除躯体因素外，心理、社会因素也占有重要的地位。强烈的焦虑、紧张、痛苦、愤怒以及情绪的压抑，常常是高血压病的诱发因素。实验证实：在愤怒时，外周动脉阻力增加，舒张压明显上升；在恐惧时，则因心输出量增加而导致收缩压升高。此时，对有高血压遗传素质的人，就能造成调节血压机制的障碍而引起高血压病，亦可能因心理、社会因素而引起不良心理状态，特别是所谓负性的情绪反应(愤怒、抑郁、焦虑、苦闷等)，提高了肾上腺释放肾上腺素，作用于心脏β受体，增加心输出量和外周动脉的阻力，导致发生高血压病。

高血压病发生后，患者常会出现心情烦躁、易怒、记忆力减退等心理症状，并常合并有头痛、头晕、耳鸣、眼花、心悸、倦怠等躯体不适，少数患者甚至可有意识障碍、兴奋、躁动、忧郁、被害妄想、幻觉等较严重的精神症状。这些精神症状常与血压升降成平行的关系，精神症状最明显时，血压也最高。

在高血压的防治中，除了应用药物、理疗等躯体治疗外，尚应配合心理治疗，这样往往能取得更好的效果。单纯的自我松弛训练比较单调，且意识活动不易控制，因而加入音乐与指导语，就易于使患者进入放松状态，而且音乐、特别是旋律优美的歌曲能使人产生欣赏反应，出现灵感的幻想，本身就能使人减少躯体动作，进入轻松状态。当然，音乐松弛训练，对高血压病病期短、患者又有一定音乐素质者，降压效果更好。此法如与降压药配合应用，可以起到协同作用。

支气管哮喘——憋闷发慌心惶恐

近年来，有关心身医学方面的研究证实，心理刺激可以通过大脑的中介，改变肺功能并引起支气管收缩，但往往并不产生哮喘发作。如果这种状态一旦与特异性过敏性抗原和上呼吸道感染结合，即能引起支气管哮喘的发病。

对支气管哮喘患者进行心理测试，结果发现其结论大多属于神经症(H)和心身疾病(W)范围内。性格量表检查，常提示患者有情绪不稳定和内向特征。应用西方常用的人格测验，患者显示有寻求援助的迹象，很少怀有敌意或攻击他人的倾向；呈内向型，情绪表达贫乏，期待能被他人接受及欲望过高的特征。这些都说明支气管哮喘患者的个性特征是内向、情绪不稳定、被动等。

支气管哮喘的治疗，除了应用药物等治疗，如控制感染，去除特殊性过敏性抗原，以及对症治疗外，近年来强调应用心理疗法。特别是通过催眠暗示、松弛疗法以及生物反馈治疗，往往可以改变功能，减轻支气管痉挛，从而减轻气喘，降低哮喘频率。此外，对于患者周围环境的调整，改善人际关系，并进行适度的体育锻炼，以

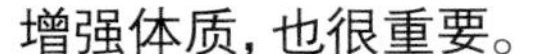
增强体质，也很重要。

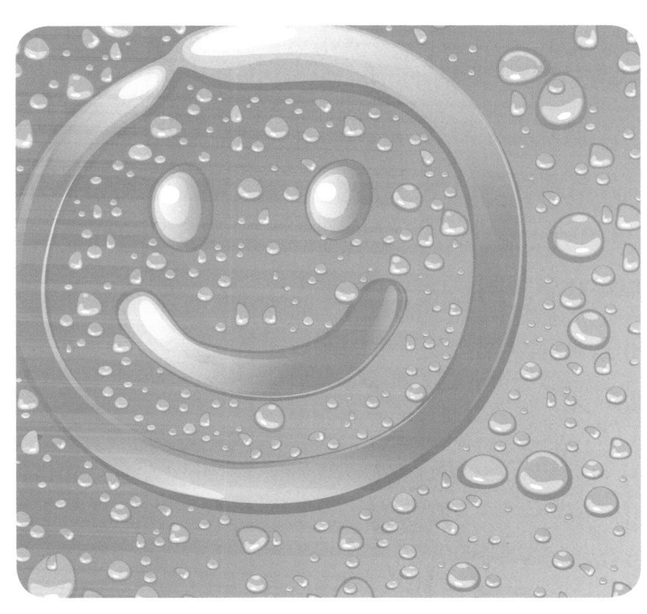

消化性溃疡病——悲伤忧愤食不香

研究发现，情绪愉快时胃黏膜分泌和血管充盈增加，胃壁运动增强；而悲伤、自责、沮丧时，胃黏膜苍白，分泌减少；焦虑以及有攻击性情绪时，胃黏膜分泌与血管充盈又增加，胃运动亦增强。此外，应用催眠暗示法也发现病人在生气、恐惧、激动、焦虑时，均可使胃分泌量和酸性增高；抑制、悲伤、失望时，则使胃分泌量下降和胃运动减少。这可能由于情绪反应引起了自主神经功能改变，特别是通过神经内分泌机制为中介，如血管活性肠激素、胃抑制因子、胃运动素等分泌的变化，而使胃血管收缩和胃分泌增多。如长期处于情绪激动中，会使胃酸分泌持续增高，使充血和胃黏膜发生糜烂。

据研究，个性特征主要表现为竞争性过强和过于自我控制。消化性溃疡患者一般均具有生活过于紧张，即使休息时也不能很好地放松，不好交往，行为总是老一套，被动、顺从、好依赖和缺乏创造性。因为自我能力很强，所以常有喜怒不形于色等心理特点。

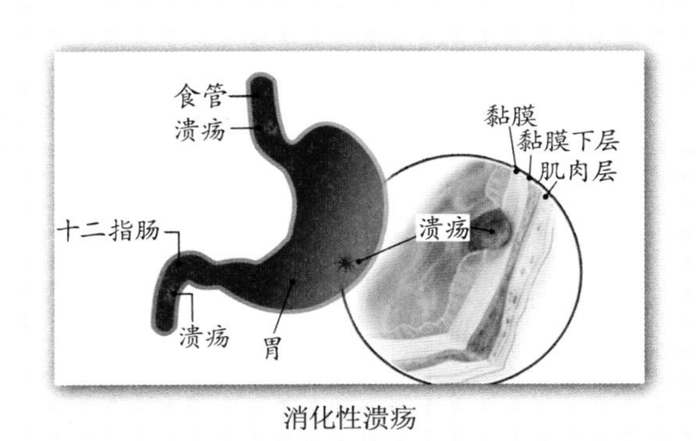

消化性溃疡

胆结石、甲状腺功能亢进与低下——抑郁愤怒疾病生

胆道结石发病或复发时，大多有情绪因素，而且患者大多有忧郁、敏感、内向、多愁善感等个性心理特点。本病患者的高级神经活动过程较弱，因而对于矛盾性刺激的生活事件易引起焦虑、痛苦、愤怒、反应慢而不能及时发泄，长期抑郁愤怒、烦闷，从而易导致胆道功能障碍，胆道痉挛，胆汁潴留，细菌感染而发病。

敏感多疑、焦虑、忧郁倾向，以及精神亢奋、情感不稳、易疲劳、注意力难集中等个性特点的人易患甲状腺功能亢进。

甲状腺功能低下患者可见主动性减迟、迟钝、无力、淡漠、易疲劳、情绪低落、轻度智能障碍等症状，并常伴有失眠、嗜睡、怕冷、食欲不振、性欲减退等。

糖尿病、肥胖——多饮多食烦恼多

糖尿病是一种易复发的慢性疾病。和其他的慢性疾病一样，时间长了以后，会有心理上的变化，通常是变得更加抑郁。社会环境的改变，例如，亲人丧故、骤然的惊吓、婚姻危机、人际关系紧张、职称住房不满意、冤枉、诬陷、难以容忍的挫折等诸多原因造成患者的情绪改变——愤怒、焦虑、紧张、抑郁等多种不良状态，可降低胰岛素的分泌，使血糖升高或诱发糖尿病。

肥胖是一类慢性难治而又易复发的疾病。有两类肥胖症已发现与情绪因素肯定有关，一是占肥胖症总数10%的夜间进食综合征。此病常为女性，常存在长期情绪刺激因素，白天感到烦恼早晨又厌食，但夜间一方面失眠，一方面又过量进食。另一类是占肥胖症总数5%的饕餮综合征，此类患者出现饱感障碍，进食快而量大，食后又感内疚或情绪激越。这类患者多数有神经症性人格特征，并常存在有一定的心理刺激。

脑血管意外——负性情绪危害大

负性情绪(不良情绪)是脑血管病的危险因素已成事实。大笑、狂喜亦可导致脑卒中(中风)的发生。早在《黄帝内经》就有记载。根据现代心理、生理的观点，情绪活动强度过度，或持续过久，便可导致神经活动机能的失调。对器官的功能产生不利的、甚至有害的影响。常见的高血压、冠心病、脑动脉硬化、脑血管病，均与情绪应激反应有关。

紧张性生活事件频度和强度叠加都会造成心理上的高度紧张，如不能很好地进行心理上的自我调试，又得不到良好的社会支持，就会产生强烈的心理上和生理上的过强应激反应，诱发急性脑血管病的发生。另外，不良生活方式主要指的是长期大量吸烟和饮酒、不进行体育锻炼。吸烟和饮酒是脑血管病的重要危险因素。

急性脑血管病有发作突然、病死率高、致残率高、再发率高、恢复期长的特点，因此极易产生特殊的心理压力，如恐惧、焦虑、易怒、猜疑、悲观、忧郁和社会隔离感等。即使疾病稳定，但当患者看到自己瘫痪的肢体和言语障碍、生活不能自理，需人照顾，就会产生无价值感和孤独感，错误认为老年人患脑卒中，死亡是不可避免的，活着痛苦，又连累家人，不如死了好，在治疗上采取抗拒态度，对生活无兴趣、厌烦、抑郁、缄默、不吃不喝、悲观厌世。有的患者情感变得幼稚、脆弱，因小事哭泣、伤感等。这些不良心理不仅影响疾病的康复，严重者还可引起脑血管病的再发。

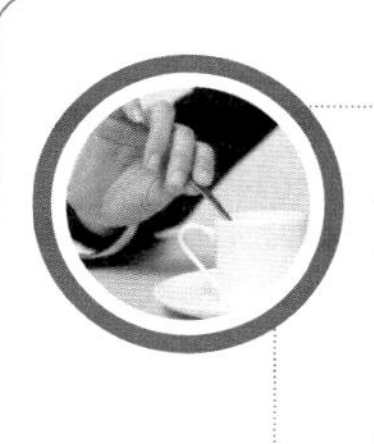

外科疾病的心理问题

影响手术的心理反应——术前术后都发愁

1 手术前顾虑重重，焦虑不安。

2 对手术的认识不足，特别是对于慢性疾病的手术治疗以及手术效果难以确保满意或对手术勉强接受的情况下，易发生手术后的后悔、懊恼，因而使手术后并发症出现机会增加。

3 手术前的心理准备不足，由于术前道听途说及亲朋们的主观猜测、估计等的影响。

4 患者的家庭与社会背景，对于手术后心理反应亦起很大作用。

5 过去的经验。

6 患者的年龄也是重要因素。

肝肾移植中存在的心理问题——只有失去时才知拥有的珍贵

脏器接受者对植入的脏器有生物排斥现象，而这种排斥现象又决定着移植脏器是否成功，这是已知的事实。但脏器的植入还有其心理排斥现象，这也应引起注意。

对外来脏器的心理反应可以分为两个时期：

（1）异体物质期 这主要是在器官移植后的初期，表现为心理排斥。患者强烈地感到有件原来不属于自己的物体进入了体内，因而时时刻刻地感觉到这件异物与自身的功能不协调，步调不一致，深感自己身体的完整统一性受到了破坏，因而为自己的生命担忧、惊恐不安，或为自己脏器的丢失而惶惶不安，忧郁悲伤。这种心理排斥的起源，可能与人际关系有一定的关系。

（2）心理同化期 从心理排斥到心理同化需要多少时间很难定论，这与患者病前个性心理特征及社会条件、家庭支持等密切相关。一旦进入心理同化期，不良心理反应则大为减少，但脏器移入对心理的影响却依然存在。

患者常会固执地要求了解脏器的供应者是谁，即使病已康复，他也会到处去走访、探听，不达目的不罢休。一旦知道一些情况后，又不满足地穷追到底，希望了解使他再生的全部细节，包括供体的一切生活琐事等。

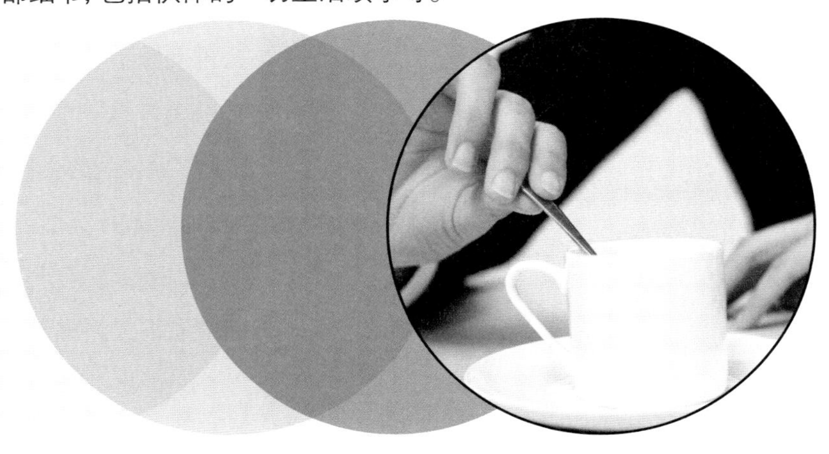

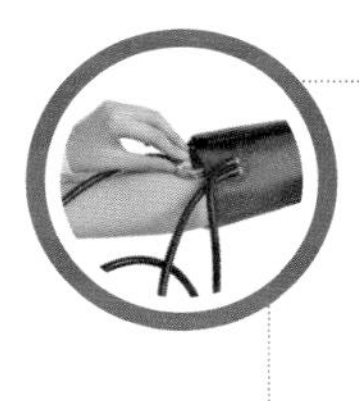

癌症患者的心理问题

癌症——也与生活方式有关

癌症也与生活方式有关已成为共识。不良的生活方式包括如不良饮食习惯、烟酒、缺乏运动、应激等。

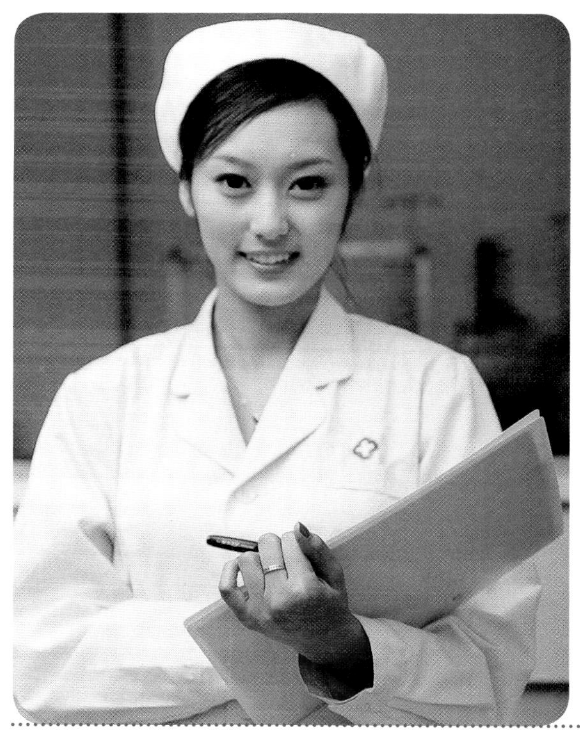

据国外文献报道，34%~44%的癌症患者有明显的心理应激反应或心理障碍，其中18%的患者符合抑郁发作的诊断。这种情况说明，在癌症的治疗与康复过程中，心理问题不容忽视。也就是说，癌症的治疗是一项综合干预的系统工程，除传统的生物医学治疗措施（手术、放疗、化疗）以外，还包括心理、社会因素等多方面；后者对康复阶段尤为重要。

癌症的人格特征与性别差异
——男女性格差异疾病殊

“c”型行为特征是癌症患者的人格特征。主要表现为社会化过度，缺乏自我意识，不知道自己想干什么、要干什么，只知道应该干什么，别人或社会、家庭希望他干什么他就干什么。所以，这种人总是以满足别人的需要来作为自己行为的准则，为了跟别人合作可以牺牲自己的利益，为合作而合作；为了能和所有的人搞好关系，即使有人对他作了不可原谅的行为，他也能对别人的这种行为表示理解并原谅之。因为愤怒、焦虑、悲观等负性情绪的表达会损害人际关系，他一旦体验到这些情绪时，就尽量把它藏在内心，甚至否定它的存在。无疑，这样的人是绝好的“好”人。

癌症患者的反应是比较积极稳定的，但女性的反应则要比男性更加积极稳定。女性是家庭和社会稳定的重要力量。正因为女性有这些特点，当她们遇到重大打击时，当她们得知患癌症后，也更能承受打击和压力，更能忍耐由此所带来的痛苦和不幸，也就更能表现出稳定和积极。

有一半以上的男性患癌症后觉得自己已无能为力，觉得自己的前途没有希望，他们会感到深深的内疚，对不起妻子和孩子，自己已没有用了，感到悲观和失望。当患癌症时，男人们愿意一个人默默地承受这一切，而女人们则愿意和人交往，把这一切发泄出来。

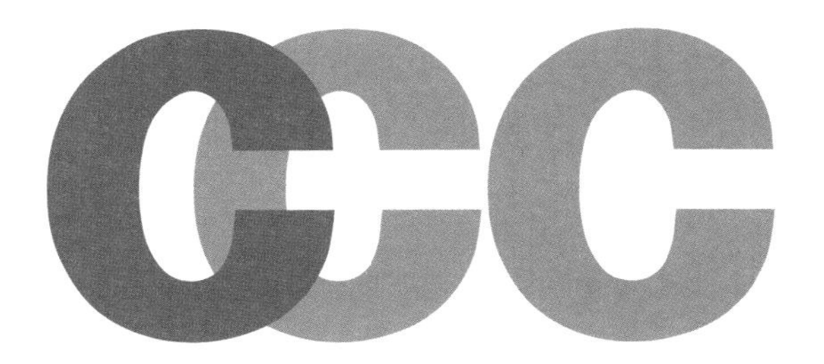

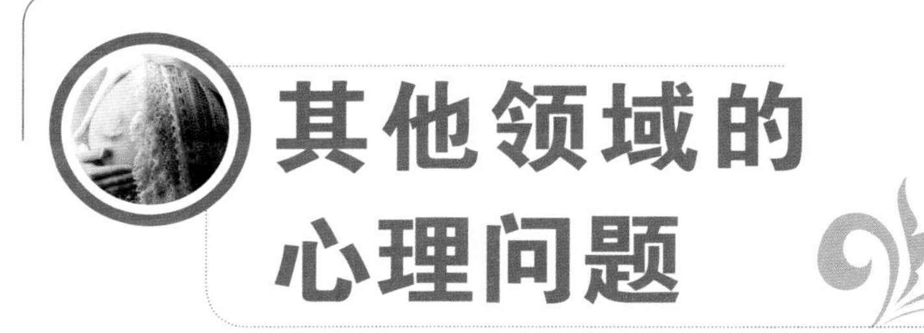

其他领域的心理问题

妊娠的心理问题——准妈妈的喜忧

具体表现在：①希望自己能顺利平安地分娩。②获得一个健康的婴儿。③如果丈夫是独生子，或妯娌间皆生女孩，或家庭存在浓厚的封建意识时，为了迎合家人传宗接代的思想，就会迫切希望分娩一个男孩。

孕妇的心理状态复杂，问题很多，因之往往会产生焦虑、害怕、忧郁、紧张等不良情绪。这些紧张的心理状态，不良的情绪反应，可通过交感神经—肾上腺系统，使肾上腺素分泌增多，引起子宫及其动脉的收缩，从而影响胎儿神经系统的发育，特别是脑的发育。

孕妇生活中因各种心理社会因素所引起的持续性紧张情绪，还可通过肾素—血管紧张素—醛固酮—前列腺素系统，引起反复的或持续的血压升高，而出现妊娠高血压综合征。

当孕妇有分娩先兆而进入候产室时，对周围环境感到陌生而易产生恐惧心理。产妇进入第二产程时，精神更为紧张，常表现出脸部表情的变化，如脸红、出汗、咬牙、舌舔口唇等。产后，很多产妇如释重负，心情舒畅，兴奋多言，这时应劝其好好休息。有的产妇因婴儿性别不如所愿而闷闷不乐，这时必须给以开导与鼓励。

皮肤和情绪的关系——爱美之心人皆有之

从心身医学的角度看，皮肤和情绪有密切关系，有四种人格特征的人员容易以皮肤病的形式表达其心理上的矛盾：

皮肤和情绪有密切关系

- **歇斯底里型**
  易患人工皮炎、神经性擦伤
- **强迫型**
  易患干性神经性皮肤瘙痒症
- **不安型**
  易患酒糟鼻、慢性荨麻疹
- **自爱型**
  易患湿性神经性皮疹、多汗症

斑秃——苦恼的地图头

斑秃的病因和发病机理尚未完全阐明，可能与神经损伤、精神创伤或精神异常、感染、内分泌失调和遗传因素有关。精神紧张、情绪压抑、忧郁、焦虑、心理矛盾冲突等均可导致斑秃或斑秃加重。斑秃患者性格表现为内向、自尊心特强、心胸狭窄，遇到挫折或不公平待遇心情久久不能平静，甚至彻夜不眠。

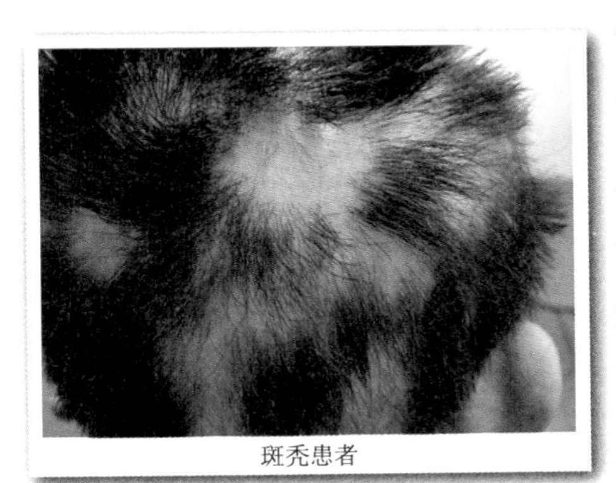

斑秃患者

梅核气
——咽之不下，吐之不出

梅核气又称咽喉异感症，是指患者不伴有咽喉部明显器质性病变的咽喉部异常感觉，患者在空咽或平时咽喉有异物感、梗塞感、烧灼感、瘙痒感及黏着感等不适，有时还会感到胸骨后(食管)有异常感觉。本病多发生于中年女性，精神因素为主要原因，从个性特征看有焦虑、恐怖、强迫、抑郁和癔病五个方面，有半数以上患者呈抑郁状态，几乎全部患者均有强迫的特征。

下颌关节紊乱
——张口困难心慌乱

下颌关节紊乱患者常伴有心理失常，包括抑郁、焦虑等，情绪失常和应激造成的咀嚼肌过度活动及痉挛比紊乱更突出。下颌关节紊乱综合征患者的个性主要表现为焦虑、抑郁、超常态、好竞争及夸张性情绪等神经质样个性，一般为非病理性，个性特点使得他们对生活中的应激反应过度，疼痛感受性增高导致咀嚼痉挛及功能障碍，进而造成关节器质性改变。在这类患者中有不少人有磨牙或紧咬牙关的习惯。

艾滋病的流行与心理社会因素——谈“艾”色变

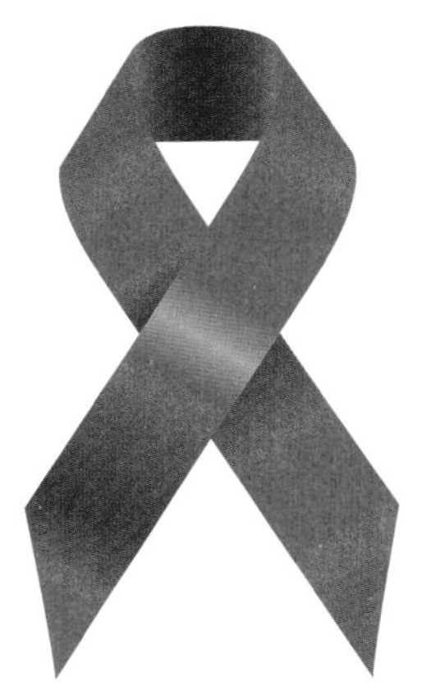

引起艾滋病流行的原因之一，就是西方为追求无节制的性欲满足而掀起的性自由生活方式。生物医学的进展不仅没有能遏制性病的流行，相反由于人类忽视了对自身性行为进行必要约束的重要性，促成了性病更严重的蔓延，并导致艾滋病带来的巨大的灾祸。

人群产生恐惧心理的原因有几个。首先是艾滋病本身的性质，其次是舆论和社会传闻的夸大性渲染，再者是缺乏正确的预防知识。

对艾滋病病毒感染者的歧视出现于任何一个社会。产生歧视的原因主要有两个方面，首先是人们害怕被传染，其次是社会价值观念因素。

艾滋病恐惧症和艾滋病疑病症并不包括单纯因为缺乏有关艾滋病的知识而引起的一时性误解所造成的心理反应。在这种情况下只要给予充分的艾滋病知识，以及获得必要的阴性化验结果，便可以使恐惧和疑虑消除。

艾滋病病毒抗体检查确认阳性者的心理反应：①否认期。不相信自己确实已受艾滋病病毒感染。②愤恨期。受到艾滋病病毒感染已成为不可改变的事实，于是怨天尤人。③妥协期。感染者向受感染的现实妥协，不再怨天尤人，心境逐渐恢复平静。④抑郁期。许多艾滋病病毒感染者在受感染后才真正了解到研制特效药和疫苗的难度因而对前途丧失信心，逐渐陷入焦虑、抑郁状态，有些感染者因绝望而轻生自杀。⑤接受期。绝大多数艾滋病病毒感染者最后都只能面对现实，接受与艾滋病病毒一起生存下去的既成事实。他们开始比较理智地处理疾病与个人生活和工作的关系。

临终心理关怀
——面对死亡，走完人生最后的旅程

临终患者心理发展可以分为五阶段:一是否认、震惊；二是愤怒；三是讨价还价；四是抑郁；五是接纳。

临终关怀的目标是使临终患者的生命质量得到提高，能够平静无痛苦、舒适、安详和有尊严地走完人生的最后旅程。在最后的旅程中，临终心理关怀占有相当大的比重。

具体方法为：面对死亡，陪伴临终患者走完人生最后的旅程，是现代临终心理关怀的基本方法之一；帮助度过危机，临终心理关怀需要从不同的层次水平提供关怀与帮助；帮助临终患者面对危机，发展自我，超越自我。

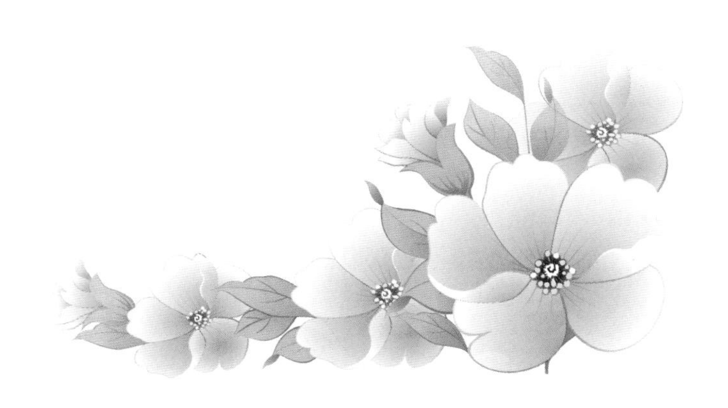

(本章节编者：许建阳、夏红杰、刘静、王梅康、张华、郝晋东、郝石磊、李静、王定雪、司玲、刘园)